発達障害
キーワード & キーポイント
Developmental Disorder Keyword & Keypoint

市川宏伸

監修

金子書房

はじめに

　2005年に発達障害者支援法が施行され10年以上が経過しました（2016年に改正案が成立）。この間、発達障害という"言葉"は国民に知られるようになりましたが、内容まで十分に理解されているとは言い難い現状です。

　発達障害は、①連続体（スペクトラム）であり、境界がはっきりしない濃淡のある存在である、②おかれる環境や対応の仕方で困難さに違いが生じる、③血縁者に似た家人がいる場合がある、④いくつかの発達障害が同時に存在していることが珍しくない、⑤程度の軽い人まで含めれば人口の10％は超えているかもしれない、といったことなどが分かってきています。そして、発達障害が注目を浴びるようになってから、虐待、からかい、いじめ、不登校、ひきこもり、依存、乱用、司法的問題などの社会的問題とも関連を持つことが指摘されるようになってきました。他の"障害"と呼ばれるものと比較すると、「外見のみではわからないため、周囲が気づかないことがある」、「低年齢から存在するため、本人も気づいていないことがある」などの特徴があります。このことから、他の障害とされるものと比べて、社会的支援が遅れてしまい、本人の困難さが解消されにくいことにつながる可能性があるのです。

　発達障害者支援法での発達障害の定義は、医学的診断基準に関連して作られています。2つある国際的診断基準のうち、DSM（Diagnostic and Statistical Manual：米国精神医学会）は2013年に第5改訂版が発表され、ICD（International Classification of Diseases：世界保健機関）は2018年に第11版が刊行される予定です。

　このような状況下で、「当事者や支援者が改めて発達障害の全体像を理解するのに少しでも役立てば」と考えて、本書の監修を行いました。日進月歩の中、発達障害の当事者や家族はもちろん、発達障害の支援に関係する方々や、これから関係されようとする方の理解の一助となれば嬉しく思います。

2016年7月

日本発達障害ネットワーク　市川宏伸

【目次】

第1章 主な発達障害と並存障害

発達障害とは何か？ ……… 10
自閉症（自閉スペクトラム症） ……… 12
アスペルガー症候群 ……… 14
　◆国際的な操作的診断基準の対応表 ……… 16
　●自閉スペクトラム症に関するQ&A ……… 20
注意欠如・多動性障害（注意欠如多動症） ……… 22
学習障害（限局性学習症） ……… 24
知的障害（知的能力障害・精神遅滞） ……… 26
チック障害・トゥレット症候群 ……… 28
発達性協調運動障害（発達性協調運動症） ……… 30
言語障害 ……… 31
　●症状に関するQ&A ……… 33
二次障害と並存障害 ……… 36
自己評価の低下 ……… 38
不安障害（不安症） ……… 39
PTSD（心的外傷後ストレス障害） ……… 40

適応障害 ……… 41
強迫性障害（強迫症）……… 42
自傷行為 ……… 43
気分障害（うつ病・双極性障害）……… 44
摂食障害 ……… 46
睡眠障害 ……… 47
身体表現性障害（身体症状関連障害）……… 48
統合失調症 ……… 49
反抗挑戦性障害（反抗挑発症）……… 50
素行（行為）障害 ……… 51
パーソナリティー障害 ……… 52
てんかん ……… 54
依存症 ……… 55
かん黙症（選択性かん黙）……… 56
自律神経系の問題 ……… 57
　　●二次障害に関するQ&A ……… 58

第2章 発達障害の診断と評価

発達障害の診断と評価 ……… 62
評価（アセスメント）……… 64
アセスメントツール ……… 66
ウェクスラー式知能検査（WISC-Ⅳ）……… 68
田中ビネー式知能検査 ……… 69
K-ABC 心理・教育アセスメントバッテリー ……… 70
ITPA 言語学習能力診断検査 ……… 71
自閉スペクトラム症（ASD）のアセスメント ……… 72
ADHD、LD のアセスメント ……… 73
　●診断と評価に関する Q&A ……… 74
心の理論 ……… 76
ワーキングメモリ（作業記憶）……… 77
実行機能 ……… 78
中枢性統合 ……… 79
報酬系の障害 ……… 80
常同行動 ……… 81
感覚の個別性（過敏と鈍麻）……… 82
　●症状に関する Q&A ……… 84

第3章 発達障害への対応

発達障害への対応 ……… 88

療育 ……… 90

乳幼児健康診査 ……… 91

認知・行動療法 ……… 92

応用行動分析 ……… 93

ペアレントトレーニング ……… 94

ソーシャルスキルトレーニング ……… 95

TEACCH ……… 96

感覚統合療法 ……… 97

ピアサポート ……… 98

心理職（カウンセラー）……… 99

言語聴覚士 ……… 100

作業療法士 ……… 101

オプトメトリスト ……… 102

ソーシャルワーカー ……… 103

●支援に関するQ&A ……… 104

薬物治療 ……… 106

抗精神病薬 ……… 108

抗うつ薬 ……… 109

気分調整（安定）薬 ……… 110

抗不安薬 ……… 111

抗てんかん薬 ……… 112
ADHD 治療薬 ……… 113
セロトニン症候群 ……… 114
●薬に関する Q&A ……… 115

第4章 発達障害に対する教育と福祉

特別支援教育 ……… 118
特別支援学級・通級による指導など ……… 120
就学時健康診断と就学・進学相談 ……… 121
不登校への対応 ……… 122
義務教育後の進路 ……… 123
発達障害の就労支援 ……… 124
●教育に関する Q&A ……… 126
障害者福祉の基本的な理念 ……… 129
障害者基本法と発達障害支援法 ……… 130
障害者差別解消法と合理的配慮 ……… 132
障害者総合支援法と障害者福祉サービス ……… 134
児童福祉法の障害児サービス ……… 136
知的療育手帳と精神保健福祉手帳 ……… 137
●福祉サービスに関する Q&A ……… 138

索引 ……… 140

第1章

主な発達障害と並存障害

第1章 主な発達障害と並存障害

発達障害とは何か？

発達障害については、さまざまな考え方があるため、混乱が起きているのも事実です。発達障害とはどんな障害なのか？　さまざまなアプローチから探っていきましょう。

発達障害者支援法による発達障害の定義

▶ **発達障害**とは、乳幼児期から何らかの原因により、発達に特性があらわれ、社会的なスキルの獲得や生活に困難が生じる障害をさす概念です(※1)。

▶ 2005年に施行された**発達障害者支援法**では、「この法律において「発達障害」とは、自閉症、アスペルガー症候群その他の広汎性発達障害、学習障害、注意欠陥多動性障害その他これに類する脳機能の障害であってその症状が通常低年齢において発現するものとして政令で定めるものをいう」と定義されています(※2)。

▶ 「発達障害者支援法」の定義には、知的障害をともなう**自閉症**も対象に含まれています。ただし、現行の制度では**療育手帳**の取得により、**知的障害**として支援を受けることが多いため、発達障害と知的障害の重複として整理します。

▶ 一般的には、**発達障害者支援法**の定義に基づいて、**アスペルガー症候群**（**AS**：Asperger Syndrome）、**注意欠如・多動性障害**（**ADHD**：Attention-Deficit/Hyperactivity Disorder）、**学習障害**（**LD**：Learning Disabilities）など、これまで支援の対象にされていなかった障害を、**発達障害**（**DD**：

※1　さまざまな考え方

ダウン症や脳性麻痺、重度知的障害など幅広い障害を、発達障害とよぶこともあります。ただし、この考え方は、米国における公衆衛生学に基づいているものであり、Developmental Disabilityのことです。

※2　発達障害者支援法の対象

ICD-10の「心理的発達の障害(F80-F89)」及び「小児＜児童＞期及び青年期に通常発症する行動及び情緒の障害(F90-F98)」に含まれる障害と「てんかんなどの中枢神経系の疾患脳外傷や脳血管障害の後遺症が上記の障害を伴うもの」が対象です。（※16～19ページ参照）

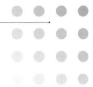

Developmental Disorder)とよぶことが多くなってきています。
▶ アスペルガー症候群と注意欠如・多動性障害、アスペルガー症候群と学習障害など、複数の発達障害を併発する場合も少なくありません。
▶ **アスペルガー症候群、注意欠如・多動性障害、学習障害**など、知的障害をともなわない場合が多い**発達障害**を、軽度発達障害と呼んでいたこともあります。しかし、「あくまで知的な遅れがない(もしくは遅れが軽度)という意味で、障害そのものが軽いわけではないのに、誤解を招きやすい」という批判もあり使われなくなりました(※3)。

個性を活かせる適切なサポートが大事

▶ 同じ障害をもっていても、障害の程度や、環境により、あらわれる課題は違ってきます。個人差がとても大きいことも、発達障害の特徴のひとつです。
▶ 先天的な脳機能の特異性が関係していると推測されていますが、特に顕著な特徴がみられない場合などは、まわりから理解されにくく、大人になってから診断される人もいます。
▶ 発達障害だからといって、一生発達しないわけではありません。また、必ず障害が生まれるわけでもないのです。「発達の仕方が通常と異なっているため、障害を持ちやすいリスクがある」と考えていいでしょう。つまり、適切なサポートを行えば、特性を個性や才能に活かしていける可能性があるのです。

※3 **文部科学省の通達**
2007年、文部科学省は、「『軽度発達障害』の表記は、その意味する範囲が必ずしも明確ではないこと等の理由から、今後当課においては原則として使用しない」という通達を出し、「学術的な発達障害と行政政策上の発達障害とは一致しない」ことにも言及しています。

第1章 主な発達障害と並存障害

自閉症（自閉スペクトラム症）
ASD：Autism Spectrum Disorder

代表的な発達障害のひとつで、先天的な脳機能障害だと考えられています。社会性やコミュニケーション、こだわりや想像力などに特徴が見られます。

幅広い自閉症を包括して、自閉症スペクトラムという

▶ **ICD-10**（疾病及び関連保健問題の国際統計分類 第10版 ※現在、ICD-11の準備が進められています）では**広汎性発達障害**の中に**自閉症**として位置づけられており、相互的な対人関係、社会的なコミュニケーション、興味や行動の偏り（こだわり）などの特徴が3歳以前にあらわれることが診断基準になっています[※1]。

▶ 日本で使われることが多いもうひとつの国際的な操作的診断基準**DSM-5**（精神障害の診断と統計マニュアル）では**自閉スペクトラム症**と呼ばれており、社会的コミュニケーションおよび相互的関係性における持続的障害、興味関心の限定および反復的なこだわり行動・常同行動の2つが主な診断基準です。

▶ これまで知的な遅れの有無などで、いくつかの診断名に分類されてきましたが、本質的には同じ特性をもつ障害です。細かく鑑別することが難しいため**スペクトラム**（連続体）として包括する考え方が拡がってきました。Autism Spectrum Disorderの頭文字をとって、**ASD**（エイエスディー）と呼ばれることもあります。

※1 **操作的診断基準**
客観的に判断できる臨床症状から各精神疾患を定義し、複数の特徴が認められるかどうかで診断をくだすための基準のこと。診断の客観・公共性を高めるために利用されており、WHO（世界保健機関）が定めたICD-10とDSM-5が知られています。

※2 **高機能自閉症**
おおむねIQ70以上で、明らかな知的な遅れが見られない自閉症を、高機能自閉症とよぶことがあります。しかし、この概念は予後調査からつくられたものであり、高機能自閉症という診断名はICDにもDSMにも記載されていません。

社会性・コミュニケーションなどに特徴が見られる

▶ 症状がとくに顕著な典型的な**自閉症**の場合、通常の生活で、社会活動に必要な情報を獲得することが困難となり、知的な遅れを伴うことが多いと考えられています。しかし個人差があり、まったく発語がない重度の知的障害から、会話は難しくても意思伝達は比較的スムーズな中・軽度の知的障害を伴う方まで、さまざまです。

▶ また、多くの自閉症児・者が**感覚過敏**（または鈍麻）といった、独特の感覚をもっていることが知られています。

▶ **知的障害**が目立たないタイプの自閉症を**高機能自閉症**[※2]や**アスペルガー症候群**などと呼ぶことがあります。しかし、**知能指数**（IQ）は検査法や検査時の環境によっても誤差が出る可能性もあるので、確定的な診断が難しいケースも少なくありません。

▶ スペクトラム概念の拡がりとともに、他者への関心が乏しい、こだわりが強いなど典型的な特徴を強く示す自閉症を、アスペルガー症候群と区別し、40年代にはじめて自閉症を報告したレオ・カナーの名前にちなんで**カナー・タイプ**と呼ぶことがあります。

コラム

広汎性発達障害（PDD：Pervasive Developmental Disorders）

自閉症やアスペルガー障害など、「社会性」「コミュニケーション」「想像力」の分野に特徴があらわれる障害を総称して、広汎性発達障害ということがあります。ICD-10（※12ページ）により分類されている障害のカテゴリーで、下位分類としては、自閉症、アスペルガー症候群などが代表的ですが、最近ではまとめて自閉スペクトラム症と考える場合も増えています（※14ページ）。

「相互的な対人関係技能」「コミュニケーション能力」「常同的な行動・興味・活動」の3つに幼児期から特徴があらわれ、発達上に問題をきたしていることが診断基準になっています。知的障害を伴う場合と伴わない場合があります。また、3症状のすべてが満たされていないにもかかわらず、その傾向がみられる場合は非定型自閉症、特定不能の広汎性発達障害（PDD-NOS）などと診断されることもあります。

第1章 主な発達障害と並存障害

アスペルガー症候群

AS：Asperger Syndrome

一般的には、知的な遅れが顕著にはみられない自閉症として知られています。自閉症的な気質をもっているのに、一見すると障害がわかりにくいという特徴があります。

自閉症の気質をもっているが、比較的、わかりにくい

▶ **アスペルガー症候群**はハンス・アスペルガーというオーストリアの小児科医が発表した「小児期の自閉的精神病質」[※1]に由来した診断名です。
▶「相互的な対人関係をとりにくい」、「興味の範囲が限られている」など、自閉症と類似した性質がみられるにもかかわらず、「比較的、知的な能力が高い」、「一方的になりがちだが対人関心はある」などの特徴をもっています。
▶ **ICD-10**では**自閉症**と並んで**広汎性発達障害**に位置づけられており、「社会性」「想像力」に特徴があっても、「認知・言語発達」「コミュニケーション」には顕著な特徴がみられない場合に**アスペルガー症候群**と診断します[※2]。
▶ しかし、イギリスをはじめとするヨーロッパを中心に普及している、ローナ・ウィングらが唱えた自閉症スペクトラム概念では、**アスペルガー症候群**も「認知・言語発達」や「コミュニケーション」に特徴をもっていることが定義されています[※3]。
▶ 日本では、ICD-10と自閉症スペクトラム診断のどちらも使われている

※1 小児期の自閉的精神病質
1940年代に発表された論文で、「社会性に乏しい異様な行動」、「コレクションなどにみられる物への執着」、「表情と身振りによる表現の乏しさ」、「不自然な言語表現」などを特徴としてもつ子の存在がとりあげられています。

※2 国際的診断基準の違い
2013年に改訂されたDSM-5では自閉スペクトラム症に統一され、アスペルガー障害と言う診断名はなくなりました。

ため、**アスペルガー症候群**の診断基準は統一されていません。また、高機能自閉症、アスペルガー症候群、高機能広汎性発達障害など、さまざまな呼称や診断名が存在します(※4)。

環境を整えることで、QOL(生活の質)が向上する

▶ 以前まで、**アスペルガー症候群**の子ども(人)たちは、自閉症的な性質をもっているにもかかわらず、周囲からわかってもらえず、必要なサポートが受けられないという状況がありました。

▶ 知的な遅れの目立たないケースが多いため、その苦労は見逃されがちですが、自閉症であることに変わりはありません。

▶ そのため、学校や職場で周囲にあわせようと人一倍の努力をしたあげくバーンアウトしてしまったり、その個性が理解されずいじめの被害にあったり、家族からも理解されず厳しい叱責を受け続けるなど、困難な生活を強いられていたのです。

▶ 今日では、**自閉症**の特徴を理解し、環境を整えたり、本人の認知構造にマッチした情報提供を行うことで、彼らのQOL(生活の質)をあげることが有効であることがわかってきています。

※3 ローナ・ウィングらの自閉症スペクトラム診断基準
自閉症、アスペルガー症候群、さらにどちらの定義も厳密には満たさない一群を加えた広い概念で、「社会性・コミュニケーション・想像力」の3領域の特徴により定義されています。

※4 高機能自閉症との鑑別
国際的診断基準ではアスペルガー症候群は、言葉の遅れがないことが条件となっているので、言葉の遅れがある場合に、高機能自閉症、高機能広汎性発達障害などと診断されることがあります。しかし、臨床的には区別が難しいことが多いのが実際です。

第1章 主な発達障害と並存障害

国際的な操作的診断基準の対応表
(ICD-10、DSM-5)

ICD-10 (国際疾病分類第10版)	DSM-5 (精神障害／疾患の診断・統計マニュアル第5版)	DSM-Ⅳ-TR (参考) (※ 以前まで使用されていたDSM-Ⅳのテキスト改訂版)
F7　精神遅滞		
F 70：軽度 F 71：中等度 F 72：重度 F 73：最重度	神経発達症群 (すべて症状または障害) ・知的能力障害群 ・軽度 ・中等度 ・重度 ・最重度 ・全般的発達遅延 ・特定不能の知的能力障害	通常、幼児期、小児期、または青年期に初めて診断される疾患 精神遅滞 ・軽度 ・中等度 ・重度 ・最重度 ・精神遅滞、重症度は特定不能
F8　心理的発達の障害		
F 80：会話および言語の特異的発達障害 80.0：特異的会話構音障害 80.1：表出性言語障害 80.2：受容性言語障害 80.3：てんかんに伴う獲得性失語 　　　(ランドウ・クレフナー症候群) 80.3：他の会話および言語の発達障害 80.4：会話および言語の発達障害、特定不能のもの	コミュニケーション症群 ・言語症 ・語音症 ・小児期発症流暢症 　(吃音) ・社会的コミュニケーション症 ・特定不能のコミュニケーション症	コミュニケーション障害 ・表出性言語障害 ・受容-表出混合性言語障害 ・音韻障害 ・吃音 ・特定不能のコミュニケーション障害
F 81：学力の特異的発達障害 81.0：特異的読字障害 81.1：特異的綴字障害 81.2：特異的算数能力障害 81.3：学力の混合性障害 81.8：他の学力の発達障害 81.9：学力の発達障害、特定不能のもの	限局性学習症 ・読字の障害を伴う ・書字表出の障害を伴う ・算数の障害を伴う	学習障害 ・読字障害 ・算数障害 ・書字表出障害 ・特定不能の学習障害

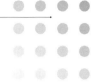

　発達障害者支援法では、ICD-10 の「心理的発達の障害（F80 − F89）」及び「小児＜児童＞期及び青年期に通常発症する行動及び情緒の障害（F90 − F98）」に含まれる障害を対象と定めています。現在、日本でよく使われている操作的診断基準としては、ICD-10 のほかに DSM-5 がありますが、診断名などが異なっています。

ICD-10
（国際疾病分類第10版）

F 82：運動能力の特異的発達障害

F 83：混合性特異的発達障害

F 84：広汎性発達障害
　84.0：小児自閉症
　84.1：非定型自閉症
　84.2：レット症候群
　84.3：他の小児期崩壊性障害
　84.4：精神遅滞および常同運動に
　　　　関連した過動性障害
　84.5：アスペルガー症候群
　84.8：他の広汎性発達障害
　84.9：広汎性発達障害、
　　　　特定不能なもの

F 88：他の心理的発達の障害
F 89：特定不能の心理的発達障害

DSM-5
（精神障害 / 疾患の診断・統計マニュアル第5版）

運動症群
　発達性協調運動症
　常同運動症
　チック症群
　・トゥレット症
　・持続性運動または音声
　　チック障害
　・暫定的チック症
　・他の特定されるチック症
　・特定不能のチック症

自閉スペクトラム症

DSM-Ⅳ-TR（参考）
（※ 以前まで使用されていた DSM-Ⅳのテキスト改訂版）

運動能力障害
　・発達性協調運動障害

広汎性発達障害
　・自閉性障害
　・レット障害
　・小児期崩壊性障害
　・アスペルガー障害
　・特定不能の広汎性発達障害

第1章 主な発達障害と並存障害

国際的な操作的診断基準の対応表
(ICD-10、DSM-5)

ICD-10 (国際疾病分類第10版)	DSM-5 (精神障害/疾患の診断・統計マニュアル第5版)	DSM-Ⅳ-TR (参考) (※ 以前まで使用されていたDSM-Ⅳのテキスト改訂版)
F 9：小児期および青年期に通常発症する行動および情緒の障害		
F 90：多動性障害 90.0：活動性および注意の障害 90.1：多動性行為障害 90.8：他の多動性障害 90.9：多動性障害、特定不能のもの	**注意欠如・多動症** ・混合して存在 ・不注意優勢に存在 ・多動・衝動優勢に存在 ・他の特定される注意欠如・多動症 ・特定不能の注意欠如・多動症 **他の分類へ** (秩序破壊的・衝動制御・素行症群)	**注意欠如および破壊的行動障害** ・注意欠如・多動性障害 ・混合型 ・不注意優勢型 ・多動性－衝動性優勢型 ・特定不能の注意欠如・多動性障害 ⇐ **素行障害** ・小児期発症型 ・青年期発症型 ・発症年齢特定不能 **反抗挑戦性障害** **特定不能の破壊的行動障害**
F 91：行為障害 91.0：家庭内に限られる行為障害 91.1：非社会性行為障害 91.2：社会性行為障害 91.3：反抗挑戦性障害 91.8：他の行為障害 91.9：行為障害、特定不能のもの		
F 92：行為および情緒の混合性障害 92.0：抑うつ性行為障害 92.8：他の行為および情緒の混合性障害 92.9：行為および情緒の混合性障害、特定不能のもの		
F 93：小児期に特異的に発症する情緒障害 93.0：小児期の分離不安障害 93.1：小児期の恐怖性不安障害 93.2：小児期の社会性不安障害 93.3：同胞葛藤性障害 93.8：他の小児期の情緒障害 93.9：小児期の情緒障害、特定不能のもの	**他の分類へ**(不安症群)	**幼児期、小児期、または青年期の他の障害** ⇐ **分離不安障害** ・選択性緘黙 ・幼児期または小児期早期の反応性愛着障害 ・常同運動障害 ・特定不能の幼児期、小児期または青年期の障害

ICD-10 (国際疾病分類第10版)	DSM-5 (精神障害/疾患の診断・統計マニュアル第5版)	DSM-Ⅳ-TR (参考) (※ 以前まで使用されていたDSM-Ⅳのテキスト改訂版)
F 94：小児期および青年期に特異的に発症する社会的機能の障害 　94.0：選択性緘黙 　94.1：小児期の反応性愛着障害 　94.2：小児期の脱抑制性愛着障害 　94.8：他の小児期の社会的機能の障害 　94.9：小児期の社会的機能の障害、特定不能のもの	運動症群へ編入	
F 95：チック障害 　95.0：一過性チック障害 　95.1：慢性運動性あるいは音声チック障害 　95.2：音声および多発運動性の合併したチック障害 　　　　（ド・ラ・トゥーレット症候群） 　95.8：他のチック障害 　95.9：チック障害、特定不能のもの		⇐　チック障害 　・トゥレット障害 　・慢性運動性または音声チック障害 一過性チック障害 特定不能のチック障害
F 98：通常小児期および青年期に発症する他の行動および情緒の障害 　98.0：非器質性遺尿症 　98.1：非器質性遺糞症 　98.2：幼児期および小児期の哺育障害 　98.3：幼児期および小児期の異食症 　98.4：常同性運動障害 　98.5：吃音 　98.6：早口言語症 　98.8：他の小児期および青年期に通常発症する特定の行動および情緒の障害 　98.9：小児期および青年期に通常発症する特定の行動および情緒の障害	他の分類へ(排泄障害) 他の分類へ(摂食障害)	⇐　排泄障害 遺糞症 　・便秘と溢流性失禁を伴う 　・便秘と溢流性失禁を伴わない 遺尿症 ⇐　幼児期または小児期早期の哺育、摂食障害 　・異食症 　・反芻性障害 　・幼児期または小児期早期の哺育障害
F 99：特定不能の精神障害		

参考引用文献：ICD-10DCR 研究用診断基準 (医学書院) 1994
　　　　　　DSM-5 精神疾患の分類と診断の手引き (医学書院) 2014
　　　　　　DSM-Ⅳ-TR 精神疾患の分類と手引き (医学書院) 2002

自閉スペクトラム症に関する Q&A

Q 広汎性発達障害と自閉スペクトラム症、自閉症スペクトラムは同じですか？

A 広汎性発達障害はICD-10の定義で、自閉スペクトラム症はDSM-5で使われている疾患名。自閉症スペクトラムはローナ・ウィングが提唱した概念です。ほぼ同じ意味ですが、診断基準が違います。最近では無理に分けるのではなく、広く自閉スペクトラム症としてとらえる考え方が主流になってきました。

Q 自閉症とアスペルガー症候群の違いはなんですか？

A 知的障害をともなう自閉症とアスペルガー症候群は連続してつながっており、どこかでハッキリと二つに分かれるものではありません。以前までは、コミュニケーションの障害が強くみられるのが自閉症、強く見られないのがアスペルガー症候群と区別されていました。けれども、この考え方についても未だに多くの議論があり、最近では「スペクトラム」（虹のように切れ目がない）と考えられるようになりました。強いて区別するなら、アスペルガー症候群の場合は、会話ができたり、学習能力も高かったりすることが多いので、一見しただけでは自閉症の特徴がわかりづらいという点があげられます。

Q アスペルガー症候群、広汎性発達障害、非定型自閉症と、医療機関によって、診断名が違います。

A 現在、日本で用いられているのは、「ICD-10」「DSM-5」という二つの国際的な診断基準と、ウィングが提唱した「自閉症スペクトラム診断基準」ですが、使われている障害名やその定義は少しずつ違っています（12ページ参照）。ですから、どの診断基準を用いているかにより、診断名も異

なります。ある医師からアスペルガー症候群と診断された子どもが、別の医師によって広汎性発達障害や自閉スペクトラム症と診断されることはありうることです。

Q 以前、広汎性発達障害と診断されていましたが、小学校に入学して、主治医より「アスペルガー症候群かもしれない」と言われました。成長と共に診断が変わることもあるのですか？

A 幼児期には典型的な自閉症の特徴を持っていた子どもが、成長と共に変わっていくケースは珍しくありません。広汎性発達障害は、自閉症やアスペルガー症候群を含むより幅広い概念、DSM-5の自閉スペクトラム症とほぼ同意です。乳幼児期の早い段階では、無理に鑑別するのではなく、広汎性発達障害や自閉スペクトラム症とと診断する場合も多いのです。

Q 「自閉症は先天的な障害なので治らない」と聞きましたが、将来が心配です。

A 自閉症は、認知のメカニズムが通常とは違うために、その発達に凹凸が生じる障害だと考えられています。しかし、人間は社会状況、家庭環境、教育など、多様な外的要因に影響を受けながら、一生かけて発達していく生物であり、自閉症の人も同様です。つまり、成長とともに改善されていく課題もあり、必ずしも不変的な障害とは言い切れないのです。もちろん個人差はありますが、「障害だから治らない」という先入観は、成長の可能性を狭めてしまいます。周囲が彼らの特性を理解しサポートすることにより、「障害になるのを防ぐ可能性がある」という視点をもつことは重要です。

第1章　主な発達障害と並存障害

注意欠如・多動性障害（注意欠如多動症）

ADHD：Attention-Deficit/Hyperactivity Disorder

注意欠如・多動性障害（注意欠如多動症）は、その名のとおり不注意、多動性・衝動性を特徴としています。周囲の無理解により、問題が増長する悪循環に至ることがあります。

落ち着きがない、集中できないなどの困難がある

▶ 注意集中の困難と、多動性・衝動性を特徴とする脳の機能障害であることが推測されており[※1]、一般的には**ADHD**と呼ばれています。

▶ 園や学校での友だちとの衝突や、集団生活の困難、学業不振などが課題としてあらわれることが多いため、小学校入学前後に明らかになることが多いようです。

▶ ICD-10では、**多動性障害**（Hyperkinetic Disorder）とよび、「さまざまな状況を通じて広範に、かつ、いつの時点でも持続するような、異常なレベルの不注意や多動、そして落ち着きのなさが明らかに確認されること」が診断基準です。

▶ DSM-5においては[※2]、**注意欠如多動症**[※3]として「神経発達障害（先天的な脳の神経発達異常）」のカテゴリーに位置づけられており、著しい不注意、多動・衝動性の症状が6か月以上持続していることで診断されます。

※1　ドーパミンとドーパミントランスポーター
情報を伝達する物質（ドーパミン）の運んだ情報を受け取る部位（受容体）と放出されたドーパミンを再利用するためにかかわる物質（ドーパミントランスポーター）の遺伝子に変異があることが、行動の抑制に影響していると考えられています。

※2　DSM-5の診断基準
以前までは、症状のいくつかが7歳までに存在し日常生活に著しい困難をひきおこしていることが診断の条件でしたが、DSM-5では、症状の出現が「12歳以前」にひきあげられました。

叱責や厳しい指導では、行動上の課題は改善できない

▶ 主な課題としては、集中力がない・忘れっぽい・些細なミスが多い・考えずに行動する・自分勝手に喋り続ける・時間や物の管理が苦手などといった特徴があげられます。日常生活に支障をもたらすことがありますが、しつけや本人の努力だけで改善することは困難です。厳しい叱責は効果がないばかりか、本人がなぜ叱られているのか理解できないまま、自尊心を下げてしまう悪循環を招きます。

▶ 適切な心理療法や、教育的な介入、**薬物療法**(※4)などによって問題とされる症状は軽減することが知られています。けれども、適切な対応がなされないケースでは、さらに深刻な問題を引き起こしてしまうこともあります。

▶ 「なまけている、不まじめ」などと叱責されたり、友だちから馬鹿にされたり、孤立してしまうことも多く、本人は自信や希望を失い、自暴自棄になったり、うつ傾向に至り、二次障害を合併してしまうこともあります。

▶ 思春期になって反抗期に入ると、挑戦的な態度や短気さなどが増長されることがあります。不適切な行動が頻繁に見られる場合には、早期から適切に対応することが必要です。

※3 注意欠陥から注意欠如に

以前までは注意欠陥多動性障害と呼ばれていましたが、2008年6月、日本精神神経学会の「精神神経学用語集 改訂6版」により、ADHDの訳語が注意欠如・多動性障害に修正されました。

※4 ADHDの薬物療法

ADHD症状の一時的な改善には、「メチルフェニデート(コンサータ)」「アトモキセチン(ストラテラ)」などを使った薬物療法が効果的であると考えられています。しかし、即効性が高いコンサータには依存や乱用の可能性も指摘されています。

第1章 主な発達障害と並存障害

学習障害（限局性学習症）

LD：Learning Disorders, Learning Disabilities

文章をすらすら読むことができない、簡単な足し算や引き算を間違えてしまうなど、特定のことが極端に不得意なことを学習障害という概念で整理します。

教育用語と医学的概念のLDは異なっている

▶ 日本に、**LD**（Learning Disabilities）という概念が知られはじめたのは1960年代で、知的発達の全般的な遅れはないのに、認知発達の偏りから、学習能力に困難があるケースを総称する言葉として、教育界でひろがりました[※1]。

▶ 1999年には、文部科学省が**学習障害**を「基本的には全般的な知的発達に遅れはないが、聞く、話す、読む、書く、計算する又は推論する能力のうち特定のものの習得と使用に著しい困難を示す様々な状態を指すものである」と定義しています。

▶ 一方、現在のDSM-5では限局性学習症（SLD：Specific Learning Disorder）として位置づけられており、ICD-10では「F81 学力の特異的発達障害（SDD：Specific Developmental Disorders of Scholastic Skills）」が**LD**に相当します[※2]。

▶ ただし、国際的な診断基準では「小学校低学年で1学年以上の遅れ、高学年で2学年以上の遅れ」と定義されていますが、日本には学力を評価する標準化された検査が存在しないので、医学的には**LD**の診断を行うこと

※1 微細脳機能不全（MBD）

以前までLDは、事故や病気による脳損傷と区別するため、先天的な脳に微細な障害で認知・行動に偏りがあらわれる微細脳機能不全（MBD：Minimal Brain Dysfuction）」に整理されていましたが、原因がわからないため、現在ではMBDという言葉は使われていません。

※2 教育定義とICD-10の違い

教育定義のLDは、ICD-10のF80「会話及び言語の特異的発達障害」、F81「学習能力の特異的発達障害」、F82「運動機能の特異的発達障害」、F83「混合性特異的発達障害」の4群に相当する、より幅広い概念になっています。

が難しいのが現状です。
- ▶ **LD**は社会性の発達にも不利をもちやすく、**ADHD**や**自閉症**を併せもつ場合も多いと考えられています。

読み書きの困難があらわれるディスレクシア

- ▶ 代表的な**LD**のひとつとして、読み書きの困難が主な症状である**ディスレクシア**(Dyslexia)が知られています。
- ▶ 聴覚情報、視覚情報などを瞬時に正確に処理できないことが原因と考えられており、行を飛ばす、どこを読んでいたかわからなくなる、「い」「り」など似た形の字を間違える、逆さに読む(たとえば、めまぐるしい→めぐるましい)、書き順が覚えられない、鏡文字を書くなどの困難があらわれます。
- ▶ 読み書きスキルの向上をサポートしていくとともに、テスト時間の延長、教室でのICレコーダーの使用、録音図書の用意、ノートの閲覧許可など、ハンディをできる限り軽減する配慮も必要です[※3]。

※3 試験における特別措置
大学入試センター試験では発達障害の生徒も受験での特別措置を申請できます。審査に通れば、試験時間の延長、拡大文字の問題用紙の利用、別室受験などが認められます。

コラム

ディスレクシア

ディスレクシアという概念は、操作的診断基準に含まれていませんが、「読み書き障害」を称する言葉として、広く普及しています。イギリスでは、LDが日本の知的障害と同意で整理されているため、「読み書き障害」はディスレクシアと診断します。

第1章 主な発達障害と並存障害

知的障害（知的能力障害・精神遅滞）
Intellectual Disabilities

一般的に使われている知的障害という言葉は行政用語で、医学的には精神遅滞として定義されています。どんな状態を知的障害と考えるのかは、とてもデリケートな問題です。

日常生活を行う上の知的スキルに支障がある状態

▶ 一般的に**知的障害**とは、読み書き、計算、金銭管理など日常生活を行う知的スキルに支障がある状態を指しています(※1)。

▶ 医学的な診断名としては、**精神遅滞**（MR：Mental Retardation）が、ほぼ**知的障害**と同じ意味で使われていましたが(※2)、DSM-5では**知的能力障害**という言葉が使われています。「知的能力」「適応能力」に遅れがみられ、「発達期に発症する」ことが診断基準です。

▶ **自閉症**のほか、**ダウン症候群**などの染色体異常、代謝異常・脳の奇形などによる先天性な疾患、分娩仮死状態、出産時の医療事故や脳の圧迫・酸素不足などが原因になるほか、乳幼児期の高熱による後遺症で精神遅滞となる場合もあります。一方、原因が特定できない場合も少なくありません。

▶ **知的障害**の判断は、**知能検査**（田中ビネー、WISC-Ⅳなど）によって行われます。概ね、**知能指数**（IQ）70がラインと考えられており、多くの自治体ではIQ70〜75以下の場合に、**知的障害**としてさまざまな支援の対象としています(※3)。

▶ しかし、数値だけで知的発達を判断することは難しく、IQ75の子が

※1 厚生労働省の考え方
「知的障害児・者基礎調査」（2000年、厚生労働省）には、「知的機能の障害が発達期（概ね18歳まで）に支障が生じているため、何らかの特別の援助を必要とする状態にあるもの」と定義づけられています。

※2 精神遅滞と知的障害
長く用いられてきた精神薄弱、精神遅滞という用語は、偏見や差別を生むという理由から、現在は、知的障害という表現が一般的になっています。

IQ65の子に比べて、生活上の課題や困難が少ないかというと、一概にはいえません。実際には、IQ70〜85程度の人が、知的障害と認定されないために支援を受けられず、厳しい状況におかれることもあります。最近では、知能指数はひとつの目安にしかならないと考えられつつあり、**適応行動尺度**(Vineland-Ⅱ)などにより、どのくらい社会生活に適応できているのかを目安にする場合も増えています。

早期からの支援で、自立にむけてスキルアップできる

▶ 重度の**知的障害**の子どもは首のすわりが遅い、お座りができない、ハイハイをしないなど、運動の発達が遅いことにより、乳児期に気づかれることが多いようです。重度の場合は、食事、衣服の着脱、排尿・排便などが一人でうまくできないなどという問題が生じ、早期から、日常生活に著しい困難をきたすこともあります[※4]。

▶ 一方、軽・中度の場合には、乳児期には正常な発達をしているようにみえるため、障害が見つかるのが遅れる傾向にあります。言葉が出なかったり、集団で遊ばないなど、言語や社会性の発達の遅れがみられて、はじめて**知的障害**が疑われます。

▶ できるだけ早い時期に、原因をみきわめ、子どもの特性にあわせた療育を行うことが大切です。早期から脳に適切な刺激をあたえていけば、脳の発達がうながされ、スキルアップにつながっていく可能性があります。

※3 「知的障害者福祉法」と「療育手帳」
知的障害者の支援を掲げた法律が、「知的障害者福祉法」です。各都道府県知事(政令指定都市の長)が発行する療育手帳により、支援を受けることができます。療育手帳の交付は概ねIQ70以上とされていますが、各都道府県により規準は異なります。

※4 知的障害の分類
ICD-10では軽度はIQ50〜70、中等度はIQ35〜50、重度はIQ20〜35、最重度はIQ20以下と分類しています。DSM-5では、相対的なIQの高低よりも、実際の生活適応能力を重視し、IQによる分類はなくなりました。

第1章 主な発達障害と並存障害

チック障害・トゥレット症候群
Tourette's Disorder

目をパチパチする、肩を揺するなど、自分ではコントロールできない動きを繰り返す症状が続く脳機能の障害で、発達障害として位置づけられています。

長期にチックが続く

- 突然に出現し、素早く繰り返される運動を**チック**といいます。顔をしかめる、白目をむく、首を振る、肩をすくめる、体を揺する、跳ねるなどの**運動チック**、咳をする、鼻をすする、叫ぶ、吼える、うなるなどの**音声チック**があります。状況にあわない単語を繰り返したり、汚言症(しばしば罵りや卑猥な内容を言う)などの**複雑音声チック**も存在します。
- 原因は特定できていませんが、先天的な要因がありドーパミンという神経伝達物質のバランスの乱れが引き金になるという説が有力視されています。親子関係や環境がチックの直接の原因ではありません。また、**ADHD**や**学習障害**、**自閉症**、**強迫性障害**などとの合併が多いことも知られています[※1]。
- 運動チックと音声チックの両方が存在し、長期に続くものを**トゥレット障害**、**トゥレット症候群**(**TS**:Tourette's Disorder)と診断します。
- 発症年齢は18歳以下とされますが、4〜11歳で発症することが多く、特に7歳前後に最もよく認められます。

※1 **チックとストレス**
不安や緊張があるときに症状が強くなり、何かに夢中になっているときや集中しているときには減少し、気楽にテレビを見ているときには出現しやすいなど、症状の強弱には環境的な要因が関与することも指摘されています。

※2 **メンタル面のケア**
チックの症状に対する周囲の偏見や、学校でのいじめなどは、本人の劣等感や自己評価の低下につながります。抑うつ的になることも少なくないので、じゅうぶんな注意が必要です。

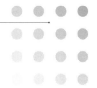

メンタルケアと周囲の理解が重要

▶ 本人が精神的・肉体的に苦しいだけでなく、周囲の人に誤解され不快な感情を抱かれることで、家庭・学校・職場での生活に支障が出てしまうこともあります。ストレスが大きいと症状が強くなる悪循環にはまってしまうので[※2]、本人はもちろん、家族や先生など周囲の人々に障害の特徴を正しく理解してもらい、支援していくことが大切です[※3]。

▶ メンタルケアや環境調整だけで解決できない場合には薬物療法が検討されます。薬は、合併症の有無や、症状の強さ、副作用の程度も考慮して選択されます。

▶ 多くの場合、チック症状は青年期・成人期にかけて症状が軽くなります。しかし、完全に治癒するものではなく、少数例では大人になっても強い症状が残ることも報告されています[※4]。また、チックよりも併存症の方が問題となることもあります。

※3 行動療法

薬物療法のほかにもハビット・リバーサル（チックと両立しないような動きを身につけます）などの方法がありますが、日本ではまだあまり普及していません。

※4 トゥレット症候群の外科治療

いかなる治療法でも改善しない難治性のトゥレット症候群の場合に検討されます。大脳基底核に電極を埋め込んで持続的に刺激する深部脳刺激療法という手術が知られています。

第1章　主な発達障害と並存障害

発達性協調運動障害（発達性協調運動症）

DCD：Developmental Coordination Disorder

発達性協調運動障害は、知能や身体の麻痺などの機能には問題がないのにもかかわらず、運動や手先の器用さが年齢相応のレベルより著しく劣ってしまう障害です。

運動が苦手、動作が不器用

▶ 脳の発達過程のトラブルや、神経伝達物質の異常といったことが、原因と考えられていますが、はっきりとわかっていないのが現状です。**ADHDや自閉症**に合併することが多いことが知られています[※1]。

▶ **発達性協調運動障害（DCD）**をもつ子どもは、協調を必要とする動作を苦手とし[※2]、著しく不器用です。幼児期には、ブランコがこげない、縄跳びが飛べない、スキップができない、三輪車が乗れない、ボタンがかけられないなどといった特徴をあらわします。

▶ 小学校に入学すると、スポーツが苦手、作業が遅い、書字が苦手、楽器が演奏できないなど、学校生活全般に影響するため、大きく自信をなくしていきかねません。また、いじめやからかいの対象になることもあります。

▶ 本人の努力だけでは克服するのが難しいこともあり、苦手なことを訓練させるばかりでは、コンプレックスを増長させてしまう結果になりかねません。得意なことや好きなことに積極的に取り組ませ、よい面を伸ばす支援も大切です。

※1 ICD-10の診断基準

ICD-10では、F82 運動機能の特異的発達障害（Specific developmental disorder of motor function）に該当します。

※2 粗大運動と微細運動

協調運動とは、複数の動作をひとつにまとめる運動のこと。縄跳び、ボールを投げる、自転車をこぐなどの全身を使う運動を「粗大運動」といい、ボタンをかける、箸を使うなど手先を使う動作を「微細運動」といいます。

言語障害
Language Disorder

言葉を聴いたり話したりすることに困難があらわれる障害です。構音障害、吃音、音声障害、言語発達遅滞、失語症などがあります。

言葉がうまく話せない

▶ **構音障害**とは発音が不明確な状態のことで、**吃音**は、「こ、こ、こんにちは」など、言葉が流暢に話せずに詰まってしまう症状です。**言語発達遅滞**は、言葉の発達が遅れている状態です。そのほか、事故や病気の後遺症などで、言葉がうまく話せなくなってしまう**失語症**などがあります[※1]。

▶ **言語障害**は、**知的障害**、**学習障害**、**自閉症**などに合併していることも少なくありません。

▶ ICD-10で**言語障害**は「F80　会話および言語の特異的発達障害」として整理されています。DSM-5では、コミュニケーション症群の下位分類の一つとして**言語症**(Language Disorder)があげられています。

▶ **言語障害**に対するリハビリテーションは、医療機関や療育施設で**言語聴覚士**によって行われます。また、**言語障害**の子どものために、小・中学校には**言語障害特別支援学級**が設置されているほか、「ことばと聞こえの教室」などの指導の場が用意されています[※2]。

※1 言語障害の種類
主に、うまく発声できなかったり、言葉に詰まってしまう、「発音の障害」と、言葉の意味が理解できなかったり、表現できない「言語発達の遅れ」の2つに分類されています。

※2 言語障害の指導
言葉の発達の土台になるものは、「コミュニケーションをとりたい」と思う意欲です。つまり言語発達を促すためには、単なる訓練だけでなく、「伝えたい」という気持ちをはぐくむことが重要だと考えられています。

> コラム

社会的(語用論的)
コミュニケーション症
: Social (Pragmatic) Communication Disorder

　DSM-Ⅳまでにはなかった、DSM-5で新たに取り上げられた、コミュニケーション症群の診断基準の一つです。❶社会歴目的でコミュニケーションを用いることの欠陥、❷状況や聞き手の要求に合わせてコミュニケーションを変えることの障害、❸言語的および非言語的な合図の使い方を理解するなど、会話や話術のルールに従うことの困難さ、❹明確に示されていないことや、字義どおり出なかったり、あいまいであったりする言葉の意味を理解することの困難さ。で明らかになり、自閉スペクトラム症、知的障害障害(知的発達症)などではうまく説明されないとされています。

　言語やコミュニケーションの社会的な使用において、基礎的な困難さがあるのが特徴です。自閉スペクトラム症と臨床的には区別が難しいこともありますが、自閉スペクトラム症では、行動、興味、および活動の限定された/反復的が様式が存在するのに対して、社会的コミュニケーション症では存在しないのが特徴です。発達歴で、これらが存在する証拠が明らかにされなかった際に診断されます。

症状に関する Q&A

Q 新聞報道などで、時々、自閉スペクトラム症やADHDを「病気」と書いているのを見かけます。発達障害は先天的な障害なので、病気とは違うのではないでしょうか。

A 日本語の「障害」という言葉は非常に幅が広いので、混乱しているのでしょう。たとえば、自閉スペクトラム症の「障害」は、英語では病名である「disorder（ディスオーダー）」の日本語訳です。ところが、視聴覚障害などの「障害」は、「handicap（ハンディキャップ）」の訳なのです。それから、神経心理学などでいう学習障害の「障害」は、「disability（ディスアビリティー）」という言葉を使います。これ以外に「disturbance」が使われることもあります。これらの英語を日本語に訳すと全部「障害」になるわけです。昔から、「障害か病気か」という議論がありますが、その議論にはあまり意味がないのではないでしょうか。

Q 「発達障害は障害じゃなくて、個性の範疇だ」という人がいますが、どういう意味なのでしょうか？

A 確かに発達障害の特性を理解し、問題と思われている行動のバックボーンを探り、環境を調整することによって、特性からくるハンディキャップ（日常生活での課題）を軽減することができます。たとえばADHDで「教室に座っていられない」という課題ひとつをとっても、「姿勢を維持できない」「集中力が持続できない」「ほかの音や動きが気になる」など、複数の原因が考えられます。「障害だから仕方ない」と思い込まず、何が原因なのかをつきとめ、その子どもが座っていられる環境を整えてあげることで、障害と思われていた特性も、ひとつの個性として考えられるようになることがあります。

第1章　主な発達障害と並存障害

症状に関するQ&A

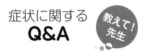

Q 発達障害の子を支援するためには、「よいところを伸ばしてあげましょう」などと言いますが、うちの息子には、とくに得意なことがありません。

A 発達障害の子どもは、通常の子どもたちと違う認知のメカニズムをもっているので、通常の子どもと同じようには発達しません。しかし見方を変えれば、認知のメカニズムの違い自体を、才能として活用することが可能なのです。たとえば、「こだわりが強い」という特性は、「探究心がある」「徹底的に何かを追求する力がある」という見方ができます。また、「ひとつのことに集中できない」ことは「多くのことに興味を持てる」「同時にいくつもの仕事をこなせる」ということであり、「衝動的」とは「瞬発力がある」と言えるのです。まずは、彼らの潜在的な特性を、ポジティブに捉えることが大切です。

Q 保育士をしています。クラスにADHDかもしれない子どもがいるのですが、親はわかっていないようです。すぐに、受診をすすめた方がいいのでしょうか？

A 発達障害者支援法で「早期発見・早期療育」といわれているように、できるだけ早くに周囲がその子どもの特性に応じた支援を行うことは非常に有効だと考えられています。しかし、親御さんが気づいていない場合は、慎重な対応が必要です。親御さんが自分の育児に挫折感を抱いていたり、親子関係に悩んでいる場合は、周囲の働きかけが逆効果となってしまい、いっそう孤立させたり、親子関係をこじれさせる結果になりかねません。まずは、診断のあるなしにかかわらず、園において、その子の特性に応じた支援を試みることが重要です。たとえば、カッとしやすく暴力的な子どもには、「落ち着ける（クールダウンできる）場所を用意する」「興奮をしずめるために、園庭を走らせる」など、具体的な方法を試してみましょう。

つまり、親御さんに対して、「ADHDであっても、適切な支援を行うことで状況が改善できる」ことを示していくことで、まずは、信頼関係をつくりましょう。受診をすすめるのは、信頼関係ができてからでも遅くはないと思います。

Q 発達障害は遺伝するのですか？

A これまでの研究で、ADHDやトゥレット症候群など、いくつかの発達障害に関しては、原因となる遺伝子が特定されています。しかし、同じ遺伝子をもっていても症状があらわれない場合もあり、まだまだ詳細は不明なままです。自閉症に関しては、一卵性双生児での発症率が高いことから、遺伝的な要因が疑われていますが、現在、詳しいことはわかっていません。

Q 「虐待などが原因で、発達障害になる」と聞きましたが、本当ですか？

A たとえば、ADHDや自閉スペクトラム症は先天的な障害ですが、近年、被虐待児がコミュニケーション、社会性、衝動性などの面で、発達障害と似た困難をもつケースが報告されています。診断の際には、乳幼児期の様子を聞き取ることが重要ですが、鑑別は容易ではありません。また、被虐待児が、のちにADHD、行為障害と診断されることも少なくありません。育てにくさが虐待につながるケースもあるのではないかと推察されています。

二次障害と並存障害

残念なことに二次障害に苦しむ発達障害の子ども(大人)は少なくありません。発達障害の支援にとっては、二次障害の予防が、何よりも重要な課題です。

二次障害の予防は支援のポイント

▶ 発達障害の特性や困難さを周囲が理解していなかったり、環境とのミスマッチなどによりストレスの強い状態が続くと、本来抱えている特性とは別の二次的な行動の問題が出てしまうことがあります。これを、**二次障害**といいます。

▶ **二次障害**には、感覚過敏の悪化や、頭痛や腹痛などの**身体症状**のほか、**うつ病**などの**気分障害**、**強迫性障害**や**不安障害**などの**神経症性障害**を併発してしまうこともあります。

▶ また、いじめや学業不振により、**不登校**や**ひきこもり**になってしまうことも、決して少ないケースではありません。行動のコントロールの難しさから、アルコール・薬物などの**依存症**に至る可能性にも注意しなければなりません。

▶ 残念ながら、小学校低学年から**小児うつ病**や**強迫性障害**などの**二次障害**を抱えている子どももいます。また、それまでは順調に適応していても、思春期になり不安定になったり、進学や就労がきっかけで**二次障害**があらわれることもあります[※1]。

※1 二次障害への対応

ふだんから、できるだけその子どもの通常の状態を把握しておくことが重要。体調や行動面に変化があらわれたときに、すばやく原因をみきわめ、対処することで、二次障害の悪化を防ぐことができます。

※2 ADHDの併存

以前まで、DSMでは広汎性発達障害とADHDの両方症状がある場合には、広汎性発達障害と診断する決まりがありましたが、DSM-5では、自閉スペクトラム症とADHD両方を診断してもいいことに変わっています。

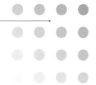

大人にみられる重ね着症候群

▶ 併存障害は二次障害と異なり、どの病態が中心なのかが明確にわからず、いくつかの障害の症状が同時にあらわれている状態をさします。

▶ ADHDとLD、自閉症とLD、自閉症とトゥレット症候群というように、発達障害同士の併存が多いことが知られています[※2]。

▶ 大人の場合は、特に統合失調症などの精神障害と発達障害の鑑別がむずかしく、背景にある発達障害が見落とされていることがあります。統合失調症や強迫性障害、摂食障害、人格障害などで精神科に通院しても、なかなか症状が改善されないケースで、発達障害が背景に疑われるケースを、**重ね着症候群**と呼ぶことがあります。

▶ 発達障害の特徴をもっていても軽度だったり、行動上の問題が少なかったことから見過ごされてきたことが推測できますが、そのほかの精神障害の併存により症状が複雑になっており、診断基準を満たさないこともあります[※3]。

▶ 診断基準を満たしていなくても、治療がうまくいかない精神疾患の場合は、発達障害の可能性を考えながら、治療にあたると改善されるケースもあると報告されています。

※3 **並存障害との鑑別**
大人の発達障害と統合失調症やパーソナリティ障害との鑑別は難しいことが知られており、統合失調症と誤診されている人の中に、発達障害を背景にもつ重ね着症候群の人が含まれていると推測されています。

第1章 主な発達障害と並存障害

自己評価の低下

ADHD、LD、アスペルガー症候群などの発達障害の子どもたちにとって、自己評価を保つことは、ひじょうに大切なポイントです。

自己評価の低下が、問題行動やうつ状態につながる

▶ **ADHD、LD、アスペルガー症候群**などの**発達障害**の子どもは自分をうまくコントロールできないことで、失敗体験を繰り返すことが多く、「自分はダメな子」「できない子」と「自己評価」を下げてしまいがちです[※1]。

▶ 障害の特性を周囲に理解してもらえず、親や先生に叱られてばかりいたり、友だちとトラブルをくりかえしてしまうことも、**自己評価**を下げる原因になります。

▶ 「どうせ、うまくいかない」「友だちより劣っている」という気持ちが強くなると、いっそう投げやりになり、努力をしなくなったり、中にはわざとトラブルを起こすようになる悪循環に陥ってしまったり、うつ状態になるケースもあります[※2]。

▶ 障害とうまくつきあいながら、「今の自分でいいんだ」という気持ちをもち、社会と折り合いをつけていくためには、家族をはじめとする身近な人たちの理解や支えが大切なことは、いうまでもないことです。

※1 自己評価（Self-esteem）
セルフ・エスティーム、自己肯定感などともいわれます。たとえ失敗しても、基礎となる自己評価が高ければ、「またチャレンジすればいい」「努力すれば、次はできる」と、前向きに考えることができます。

※2 自己効力感（Self-efficacy）
「自分には目標を達成することができる力がある」という感覚を「自己効力感」あるいは「自己有能感」といいます。自己効力感が強い人ほど、努力が可能。自己効力感がはぐくまれていなければ、「どうせできない」「努力してもムダ」と否定的に考えてしまいます。

不安障害（不安症）
Anxiety Disorder

長期にわたって、さまざまな不安にさいなまれ、生活に著しい困難をまねく精神疾患です。発達障害の人は、認知の特性から不安にとらわれてしまうことが少なくありません。

根拠のない不安にとらわれ、長い間、思い悩む

▶ 不安が強く、行動や心理的症状に影響をもたらす障害を総称して**不安障害**と呼びます[※1]。かつて不安神経症などといわれていた精神疾患です。「家族が死んだらどうしよう」「事故にあうのではないか……」「戦争が起きたら」など、実際には生じる可能性が高くないことに対して、悪い想像をふくらませ、長期間にわたり、思い悩みます。

▶ 不安が強いので、いつも緊張して暗い表情をしています。イライラして落ち着きがなくなり、集中力や思考力、気力も低下し、少しのことで過敏に反応し、また不安になるという悪循環におちいりがちです。頭痛、腹痛、めまい、下痢、便秘、不眠などの身体症状につながっていくことも少なくありません。

▶ うつ病、パニック障害などを併発する可能性が高いといわれているので、症状が日常生活に著しい困難を与えている場合は、放置せずにきちんと治療しましょう[※2]。

※1 不安障害の分類
ICD-10では、不安障害は広場恐怖症、社会不安障害、対人恐怖症、高所恐怖症などの恐怖性不安障害と、パニック障害、不安神経症などを含むその他の不安障害に分類されています。

※2 不安障害の治療
治療はカウンセリングのほか、認知療法・認知行動療法などを使い、根拠のない不安であることを理解させることがポイントです。症状が強い場合は、抗うつ薬や抗不安薬などを使った薬物療法を、同時に行うこともあります。

PTSD（心的外傷後ストレス障害）
Post Traumatic Stress Disorder

PTSDとは、強烈なショックや強いストレスがこころの傷（トラウマ）として残り、さまざまな症状を引き起こすこと。自閉症のフラッシュバックと似た症状が指摘されています。

強いストレスが、さまざまな症状を引き起こす

- 自然災害、火事、事故、暴力や虐待、犯罪被害などによる強いストレスが原因になり、突然つらい体験を思い出し（フラッシュバック）、感情が不安定になり、取り乱したり涙ぐんだり怒ったりしてしまいます。
- 嫌な記憶がよみがえっていない時でも緊張が続き、常にイライラしている、ささいなことで驚きやすい、警戒心が強くなる、めまいや頭痛がする、ぐっすり眠れないなどの過敏な状態が続くようになります。その結果、行動が制限され、日常生活・社会生活に支障をきたすことも少なくありません。
- 特に**自閉スペクトラム症**の人は、ストレスに過敏で、こころの傷が残りやすいことから、PTSD的症状になりやすい傾向があることが報告されています。
- 症状が何カ月も続いたり、悪化する傾向がみられる場合、PTSDの可能性があります[※1]。こうしたつらい症状が続いているときは、専門機関に相談しましょう[※2]。

※1 PTSD発症の時期
ストレスとなる出来事を経験してから数週間で症状があらわれることが多いのですが、ときには何年もたってから症状が出ることもあります。

※2 EMDRなど、さまざまな治療法
こころの傷の回復を助けることと、苦しい症状を軽減することがPTSD治療の基本です。認知療法や、眼球を動かしながらトラウマとなった経験を思い出す「眼球運動脱感作療法（EMDR）」、PTSDの仲間で悩みを語りあうグループ療法などの方法があります。

適応障害
Adjustment Disorders

発達障害の人は、適応障害を起こすリスクが高いといわれています。一見、適応していても、本人がストレスを感じていることがあるので注意が必要です。

ストレスがキャパシティーを超えてしまったときに起きる

- ▶ 置かれた環境にうまく適応することができず、さまざまな心身の症状があらわれて、社会生活に支障をきたす状態を**適応障害**といいます[※1]。
- ▶ **適応障害**は、ストレスによって引き起こされます。強いストレスが長期に続いたり、個人がストレスに対して過敏で、受容できるキャパシティーを超えてしまったときに、さまざまな症状があらわれるようになります。
- ▶ 症状はさまざまで、不安、抑うつ、過敏などの心理症状、不眠、食欲不振、倦怠感、疲労感、頭痛、腹痛などの身体症状があります。不登校やひきこもりに至ることも少なくありません。
- ▶ 治療のためには、まず原因となっているストレスの軽減が第一です。場合によっては、しばらく休学、休職して休養する選択もあるでしょう。不安や葛藤が大きい場合は、カウンセリングを受けるなどし、気持ちを落ち着かせる支援が必要です[※2]。

※1 適応障害の診断基準
ICD-10とDSM-5では、若干、診断基準が異なりますが、継続的、反復的にかかり続けるストレスが発症の原因であり、そのストレスを受けてから3か月以内(ICD-10では1か月以内)に症状が存在する事が診断基準となっています。

※2 適応障害の薬物療法
カウンセリングや環境調整など、心理社会的なアプローチが優先され、薬物療法は補助的治療です。不安が強かったり、うつ傾向が診られる場合は、抗不安薬、抗うつ薬など、それぞれの症状に応じた薬物療法が選択されることもあります。

第1章 主な発達障害と並存障害

強迫性障害（強迫症）
OCD：Obsessive-Compulsive Disorder

不潔なことが心配で何度も手を洗う、家具の位置が変わっているだけで、とてつもなく不安になるなどの症状があらわれる強迫性障害も、発達障害に併発しやすい精神疾患のひとつです。

自分ではコントロールできない強迫症状があらわれる

▶ **強迫観念**と**強迫行為**の両方の強迫症状があることで、生活に支障があらわれる状態を**強迫性障害**と診断します。**強迫観念**とは、本人の意志と無関係に、不快感や不安感が頭に浮かんでしまう状態です。**強迫行為**とは、強迫観念を打ち消すための行為です。

▶ 具体的な症状としては、ガスの元栓などを何度も点検しなければ気がすまない（**確認強迫**）、自分が定めた特定のルール（歩くときは右足からなど）に基づいていないと納得できない、何度も手を洗い続ける（**洗浄強迫**）など、人によってさまざまです[※1]。

▶ 思春期に、自閉症のこだわりがエスカレートし症状が目立つようになるケースもあります。自閉症のこだわりなのか、強迫症状なのかの判断は専門家でも難しいといわれています[※2]。また、強迫症状は、ストレスによって悪化します。環境を整え、不安を軽減することが大切です。

※1 **強迫性障害の症状**
潔癖症ともいわれる「不潔強迫」、傷つけることや傷つけられることを恐れる「加害恐怖」「被害恐怖」、ものの位置や順序のルールに縛られる「不完全恐怖」、特定の数字にこだわる「数字強迫」などもあります。

※2 **強迫スペクトラム障害**
　　（OCSD：obsessive-compulsive spectrum disorder）
自閉症、チック、トゥレット障害、醜形恐怖、摂食障害、依存症などの疾患は、強迫性障害と広義で関連があるとされており、包括して強迫スペクトラム障害と呼ばれることもあります。

自傷行為
Self-Injury

自閉症をはじめ発達障害の子どもは時として、自傷行為に及ぶことがあります。特に知的障害が重い場合は、自分では抑制が効かず大怪我に至ることもあるので注意が必要です。

自傷行為には、さまざまな原因が考えられる

▶ 頭を打ちつける、髪の毛を抜く、手や爪を噛む、過度に体をこすったり掻いたりする、**リストカット**など、自分を傷つける行為を**自傷行為**といいます。意識して行う場合と無意識の場合があり、生物化学的な要因[※1]から社会環境における理由までさまざまなので、まずは原因を見極めることが大切です。

▶ よくある原因として、感覚過敏、緊張や不安など過度なストレス、コミュニケーションがとれないことによる欲求不満、体調の変化などが考えられます。

▶ 誰がその場にいたか、その行為の前後の出来事、いつどこで起こったかなどを確認し、理由に思い当たったら、それをもとに自傷行為が起こらないよう予防的な対応を検討します[※2]。

▶ 自傷行為は**てんかん発作**と関連する場合があります。その場合、無意識に行われるので、腕を縛るなど本人が行為を自制できる手段が必要な場合もあります。

※1 自傷行為の生物学的要因

研究者の中には、神経伝達物質であるセロトニンのレベルの低下やドーパミンのレベルの上昇により、エンドロフィンのバランスが崩れることが自傷行為と関連があることを示唆する人もいます。

※2 自傷行為の治療

薬物療法では、セロトニンの量を増やしたり、ドーパミンの量を減らすために薬剤がよく使われますが、薬での治療は難しいのが実際です。また、食事療法を始めると問題行動が減少したという報告もあります。

第1章 主な発達障害と並存障害

気分障害（うつ病・双極性障害）
Mood Disorder

気分障害とは、文字通り気分が沈んだり、ハイになったり変動する病気です。入学・卒業などの環境の変化やストレスがキッカケになるため、思春期の子ども達にも増えているといわれています。

悲観的になり元気がなくなるうつ病

▶ 代表的な気分障害として、**うつ病**と**双極性障害（躁うつ病）**のふたつが知られています(※1)。

▶ うつ病になると、悲観的な考えにとらわれ、元気がなくなり、情緒が不安定になる抑うつ状態があらわれます。食欲がなくなったり、眠れなくなり、集中力や決断力、気力が低下し、何事にも積極的に取り組めなくなります(※2)。頭痛や腹痛などの身体症状をともなうこともあります。これらの症状がほぼ毎日、2週間以上続いている場合に、うつ病と診断されます。

▶ **自己評価の低下**や、その他の精神疾患から、うつ病に至ることは少なくありません。また、**不登校**や**ひきこもり**の原因になっていることもあります。しかし、背景にあるうつ状態の存在が見逃されていることも考えられます。

▶ 強いストレスがうつ病のきっかけになるため、ストレスを軽減し、ゆっくり休むことが大切です(※3)。

※1 DSM-5の分類
ICD-10では気分（感情）障害として分類されていますが、DSM-5では、うつ病と双極性障害は別のカテゴリーになり、気分障害という項目はなくなりました。

※2 うつ病と希死念慮
自分は生きる価値のない人間だとしか思えなくなり、死にたいと考える希死念慮にとりつかれる場合があります。自殺の危険もあるので注意が必要です。

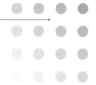

躁状態とうつ状態を繰り返す双極性障害

▶ **双極性障害**（**躁うつ病**）は、気分が異常に高揚する躁状態と、落ち込んでしまううつ状態の両方があらわれます。

▶ 躁状態のときは、多弁で早口になり、豊かな連想、素晴らしいアイデアがあふれるようにわいてきます。急激に活動的になりますが、集中力が持続しません。「超能力がある」「選挙に出る」など誇大妄想的になり、自分勝手な行動をとることで、周囲を閉口させることもあります。

▶ うつ状態だった人が急に躁状態になることはまれなことではなく、一晩のうちに変わってしまうこともあります。一方、躁状態からうつ状態に転じると、人が変わったように生気がなくなり、突然ふさぎこみます[※4]。

▶ **リストカット**などの自傷行為を繰り返したり、錯乱状態になったりなどの激しい症状があらわれるケースもあります。とくに双極性障害は再発率が高く、放置しておくと、離婚、失職、借金など、社会的なハンディキャップを背負うリスクが高くなってしまいます。

▶ できるだけ早く受診し、医師の指示に従って、しっかり治療することが重要です。

※3 うつ病の原因と治療

うつ病の原因はセロトニンなどの神経伝達物質の分泌不足だと考えられており、ADHDとの合併が多いことが指摘されています。抗うつ剤を使う薬物治療も一般的ですが、一方で副作用も懸念されているので、医師と相談しながら治療を進めましょう。

※4 ラピットサイクラー（急速（気分）交代型）

1年に4回以上、躁状態とうつ状態を繰り返す状態を、ラピットサイクラーといいます。最初はうつ状態からスタートし、徐々にうつ状態と躁状態を短期間に繰り返すようになるのが特徴です。

第1章 主な発達障害と並存障害

摂食障害
Eating Disorder

ASDやADHDの人、特に女性が、摂食障害になってしまうケースは少なくありません。もともとの抑制機能の障害が関係していると考えられています。

拒食と過食に代表される、食べることの障害

▶ **摂食障害**は一般的に**拒食**と**過食**に分類されています[※1]。**拒食**は、極端なダイエットを行い、異常なほどに痩せているにもかかわらず、強迫的に食事を制限する症状です。一方、短時間に多量の食べ物を食べてしまうのが**過食**です。自分で指を入れて吐いたり、下剤を使ってまで、過食をくりかえします。

▶ **拒食**から**過食**に移行する場合や、その逆のパターンを繰り返すことも珍しくありません。

▶ 現在では、**摂食障害**も中枢神経系の異常により起きるのではないかと考えられています。また、人間関係の問題による心理的なストレスや不適応、コミュニケーションの不全などが症状を悪化させることがわかっています。

▶ **発達障害**が背景にある場合は、食べ物や体重に対する異常なこだわりや、完ぺき主義、衝動性のコントロールの難しさなどが、**摂食障害**の引き金になることもあります。障害の特性を理解した上での治療計画が必要です[※2]。

※1 食行動および摂食の障害群
DSM-5では「食行動および摂食の障害群(Feeding and Eating Disorder)」として、異食症、反芻性障害、回避性・制限性食物摂取障害、神経性無食欲症、神経性大食症、むちゃ食い障害などに分類されています。

※2 摂食障害の治療
摂食障害の治療はカウンセリングなどの心理療法が主体であり、行動療法などが行われることもあります。生理不順、貧血、低カリウム血症などがある時は、内科的治療が必要です。

睡眠障害
Sleep Disorders

睡眠障害は、情緒や行動面に悪影響を及ぼすだけでなく、家族の生活にも支障をきたします。睡眠リズムがつきやすい環境をつくり、予防を心がけましょう。

不眠や睡眠リズムの乱れが、行動上の問題の原因になる

- **自閉症**の子ども(大人)が、睡眠のリズムが乱れる、不眠、中途覚醒や早朝覚醒といった**睡眠障害**に悩まされるケースは、稀なことではありません。とくに第一次成長期や第二次成長期には注意が必要です。
- **不眠症**、**過眠症**のほか、睡眠のリズムが乱れる**睡眠リズム障害**、睡眠中に無意識のまま立ち歩く**夢中遊行症**(**夢遊病**)。突然起きて叫び声をあげたり、泣き叫ぶ**夜驚症**などが知られています。
- **睡眠障害**は情緒の安定や行動面の発達に影響を及ぼすばかりでなく、日常の生活にも支障をきたす要因となります。また、**ADHD**症状と**睡眠障害**が関係していることも報告されています。
- 日常生活においては、リスクを知ったうえでの、予防的な管理が重要です。できるだけ日中、身体を動かし、規則正しい生活を心がけるなど、睡眠のリズムを整えやすい環境を用意します。なかなか改善しない場合は、医療機関に相談しましょう[※1][※2]。

※1 睡眠障害と薬物治療
症状が強く、日常生活に影響が著しい場合は、薬物治療が有効なこともあります。睡眠導入剤のほか情緒安定効果のある漢方薬やサプリメントなどが用いられています。ただし、一部には副作用が強い薬もあるので乱用はさけましょう。

※2 睡眠障害とメラトニン
メラトニンは脳内にあるホルモンで、睡眠・覚醒サイクルを調整する働きがあります。アメリカでは人工的につくられたメラトニンがサプリメントとして普及しており、日本ではメラトニン受容体に作用する薬としてラメルテオン(商品名：ロゼレム)が認可されています。

第1章 主な発達障害と並存障害

身体表現性障害(身体症状関連障害)
Somatoform Disorder

身体表現性障害とは不安や葛藤などのストレスが引き金になり、さまざまな身体症状があらわれる精神疾患です。心身症と類似した概念です。

ストレスが原因で、さまざまな身体症状があらわれる

▶ 原因となる体の異常はないにもかかわらず、胃痛、腹痛、嘔吐などの**身体症状**や、しびれ、頭痛などの**神経症状**などが繰り返し発生します[※1]。

▶ あらわれる症状により、**身体化障害**、**転換性障害**、**疼痛性障害**、**心気症**、**身体醜形障害**に分けられることがあります。**転換性障害**は急に立ち上がれなくなる、歩けなくなるといった症状があらわれます。**疼痛性障害**は頭痛など激しい痛みを訴えますが、原因はみつかりません。心気症は、重病にかかっているのではないかと思い込んだり、このままでは病気になってしまうという疑念にとらわれます。**身体醜形障害**は、他人から何か指摘されたり、からかわれたことにより、「自分は醜い」と思い込んでしまい、顔を隠したり、家から出られなくなってしまったりします。

▶ カウンセリングなどを用いながらストレスの原因を特定し、環境調整を行います[※2]。

※1 身体表現性障害のメカニズム
ストレスにより、身体の動きをコントロールする司令塔である自律神経のバランスが崩れることで、各器官の働きが乱れてしまうのが、身体表現性障害のメカニズムだと考えられています。

※2 身体表現性障害の治療
とくに子どもの場合は、比較的、症状とストレスの関係がわかりやすいため、早期の治療が効果的です。ストレスをなくす努力をし、安心できる環境を整え、気持ちが落ち着いてくると、身体症状も減少します。

統合失調症
Schizophrenia

脳内の神経ネットワークのバランスが崩れ、幻覚や妄想という症状があらわれることで、社会生活が難しくなる精神疾患です。以前は精神分裂病と呼ばれていました。

異常な言動や情緒の不安定で、周囲をふりまわす

- 妄想や幻覚など多様な症状を示す、精神疾患のひとつです。**自閉スペクトラム症やアスペルガー症候群**は、ファンタジーに没頭してしまうことや、精神的に追い詰められたときのパニックなど、**統合失調症**によく似た症状がおきやすいため、誤診されることもあります。
- **発達障害**の**二次障害**として**統合失調症**を発症することもまれにありますが、特に成人期には症状だけからの鑑別は難しいケースもあります[※1]。
- 抑うつ感や不眠やイライラなど情緒が不安定になる前兆期、強い不安や恐怖があらわれ、陽性症状といわれる妄想や異常な言動が目立つようになる急性期、感情の起伏が乏しくなり、意欲や注意力が低下し、眠ってばかりになるといった陰性症状があらわれる回復期、症状がほぼなくなる安定期の4つの経過をたどるのが一般的です。再発しやすい病気なので、多少時間はかかりますが、じっくり治療しなければなりません[※2]。

※1 アスペルガー症候群との鑑別
一般的に成人を診察する精神科医は、生育歴を丹念に聴取する習慣に乏しいため、発達障害の可能性を検討せずに、統合失調症と診断する可能性が考えられます。

※2 統合失調症の治療
統合失調症の治療には、抗精神薬などの薬物治療が一般的。時間を要するため、デイケア、共同作業所などの社会資源を利用し、社会復帰に向けて、ゆっくりと腰をすえて取り組みます。

第1章　主な発達障害と並存障害

反抗挑戦性障害（反抗挑発症）

ODD : Oppositional Defiant Disorder

反抗挑戦障害とは周囲に対して反抗的、挑戦的、拒否的な言動を繰り返す障害のことをいいます。ADHDに合併する場合があることが知られています。

度をこして、反抗的な態度をとり続ける

▶ 3〜4歳時に第一次反抗期、思春期に第二次反抗期といわれる時期があり、親や周囲の大人に反発したり、挑戦的な態度をとる傾向がみられます。反抗期は、自我を確立し自立するために必要なプロセスですが、その期間が異常に長かったり、周囲のアドバイスや注意に過剰に反応して頻繁に摩擦を繰り返す場合は、**反抗挑戦性障害**の可能性が考えられます。

▶ とくにADHDの子どもが周囲との摩擦から**反抗挑戦性障害**を合併することがあり、**素行（行為）障害**へと進展してしまうリスクも少なくないといわれています。適切な対応をしなければ、**パーソナリティ障害**に至るという考え方もあります[※1]。

▶ 反抗的な態度の背景には強い劣等感と、大人への不信感や不満が隠れています[※2]。親子関係のトラブルにつながりやすいため予防と治療は、子どもに対してだけでなく、情報提供やレスパイト、ペアレントトレーニングなどを利用した育児支援など、家族に対するサポートも並行することが有効です。

※1　ADHDと反抗挑戦性障害の合併
ADHDの子どもが反抗挑戦性障害を合併した場合、放置すると素行（行為）障害に移行する可能性が高く、反抗挑戦性障害は素行（行為）障害の前駆的な障害という見方もあります。

※2　反抗挑戦性障害の要因
「衝動的な行動が多い」「忘れ物が多い」「集中できない」などのADHDの特性から、常に周囲から叱責を受け続けていると、劣等感が強くなり、「誰も自分をわかってくれない」と人間不信に至り、反抗挑戦性障害に至るリスクが高くなります。

素行(行為)障害
Conduct Disorder

反社会的な行動がエスカレートしていき、長期にわたって慢性化している状態です。ADHDで反抗挑戦性障害をもつ子どもが行為障害に至るリスクが指摘されています。

問題行動がどんどんエスカレートした状態

▶ 窃盗、家出、学校をさぼる、物を壊す、けんか、頻繁な虚言、動物や人に対する残虐行為などの非行行為(反社会的行動)を繰り返す状態を指します。国際的診断基準では、これらの行為が6ヶ月以上持続した場合、**素行(行為)障害**と診断します[※1]。

▶ 非行行為と精神疾患を関連付けることに対しては、さまざまな議論があり、**素行(行為)障害**の診断は、ひじょうにデリケートな問題をはらんでいます。

▶ ADHDで**反抗挑戦性障害**をもつ子どもの問題行動が成長とともにエスカレートし、**素行(行為)障害**の経過をたどるリスクが報告されており、さらに、ごく一部はその後、**パーソナリティ障害**へと発展することがあります[※2]。

▶ 早期にリスクを把握し、医療、教育、福祉など、さまざまなアプローチから環境を整えることが大切なポイントです。

※1 素行(行為)障害の定義
ICD-10では「反復し持続する反社会的、攻撃的あるいは反抗的な行動パターンを特徴とする」と定義されています。

※2 非(反)社会パーソナリティ障害との連続性
ICD-10には、社会的規範、規則、責務への著しい持続的な無責任と無視の態度などを特徴とする「非社会性パーソナリティ障害へと発展することがある」と記述されています。

第1章　主な発達障害と並存障害

パーソナリティ障害
Personality Disorder

パーソナリティ障害とは、偏った考え方や行動パターンにとらわれ、家庭生活や社会生活、職業生活に支障をきたしてしまう状態のことで、さまざまなタイプがあります。

歪んだ考え方や極端な行動で、社会生活が困難になる

▶ 認知（ものの捉え方や考え方）や感情、衝動コントロール、対人関係といった広い範囲のパーソナリティ機能の偏りから、対人関係や社会生活に支障をきたしてしまう障害をパーソナリティ障害といいます。誤解されがちですが、「病的な性格」や「性格が悪いこと」を意味するものではありません[※1][※2]。

▶ パーソナリティ障害は、統合失調症や気分障害など、ほかの精神疾患の症状に似た症状を示すものも多く、鑑別が難しいといわれています。ただし、ほかと比べると症状が慢性的で、長期にわたり続いてしまい変化しないという特徴があります。

▶ はっきりした原因はわかっていませんが、生物学的な要因に加え、両親との死別・虐待などの養育環境や、発達期の辛い体験などが関係していると考えられており、症状により、いくつかのタイプに分類されています[※3]。

※1　「DSM-5」の診断基準
DSM-5では、「その人の属する文化から期待されるものより著しく偏った内的体験および行動の持続的パターンであり、それは幅広い領域で柔軟性に欠け、思春期もしくは成人早期に起こる。そしてそれは、長期にわたって主観的な苦悩をもたらすと同時に健康を損ない、他の精神障害に由来しないもの」と定義されています。

※2　ICD-10のパーソナリティ障害
『ICD-10第5章精神と行動の障害』の、「F6.成人のパーソナリティおよび行動の障害」における「F60.特定のパーソナリティ障害」にあたります。

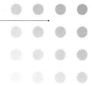

パーソナリティ障害の分類

▶ 衝動的・暴力的で反社会的な行為を繰り返すタイプを、**非(反)社会性パーソナリティ障害**といいます。素行(行為)障害を合併したADHDを放置すると、非(反)社会性パーソナリティ障害に至る可能性が高いことを指摘する専門家もいます。

▶ そのほか、社会的関係に関心がなく孤独を選ぶ**スキゾイドパーソナリティ障害**、情緒の波が激しく衝動的で不安定な**境界性パーソナリティ障害(ボーダーライン)**、不安が強く批判を極端に恐れる**回避性パーソナリティ障害**、病的に完璧主義を貫こうとする**強迫性パーソナリティ障害**などが、発達障害に合併しやすいパーソナリティ障害です。

▶ 中でも「風変わりで自閉的で妄想を持ちやすく奇異で閉じこもりがちな性質を持つ」とされる**統合失調型パーソナリティ障害**は、アスペルガー症候群との類似性が以前から指摘されており、鑑別が難しいといわれています[※4]。

▶ また、境界性、非(反)社会性パーソナリティ障害に薬物依存、回避性、依存性パーソナリティ障害とうつ病、回避性パーソナリティ障害に社交不安障害など、ほかの精神疾患と合併しやすいことが知られています。

▶ 治療は、認知行動療法などで少しずつ本人の認知のずれを修正していくことが中心です。症状に応じて、補助的に薬物療法が利用されることもあります。

※3 パーソナリティ障害の分類
パーソナリティ障害にはいくつかのタイプがあり、DSM-5の診断基準で10種、ICD-10の診断基準で8種があげられています。

※4 アスペルガー症候群との鑑別
統合失調型人格障害は自閉症やアスペルガーの連続線上にあるという説、マイルドな自閉症であるという説、アスペルガー症候群と統合失調質人格障害は区別できるが、危険因子でもあるとする説の3つの説があります。

第1章 主な発達障害と並存障害

てんかん
Epilepsy

突然意識を失って倒れるなど、てんかん発作をくりかえし起こす病気です。原因や症状は人により様々で、乳幼児から高齢者までどの年齢層でも発病する可能性があります。

けいれん、意識を失うなどの発作を繰り返す

▶ 脳の活動のリズムが崩れて、激しい乱れが生じることによって起きるのが、てんかん発作です(※1)。てんかん発作には、痙攣、突然意識を失う、記憶が飛ぶ、急に活動が止まって昏倒するなどがあり、繰り返し起こることが特徴です。

▶ いくつかの調査により、**自閉症**は高い確率で**てんかん**を合併することがわかっています(※2)。特に知的障害をともなう自閉症は幼少期に発作がなくても、思春期に**てんかん**を併発することが多いといわれますが、詳しい原因はわかっていません。

▶ **てんかん**の診断は、脳波検査、CT検査やMRI検査、PET、血液・尿検査などにより行われます。**てんかん発作**の経験がなくても、脳波に**てんかん波**がみられるかどうかで、予防的な治療が行われることもあります。

▶ 治療には、抗てんかん薬が使われます。いくつかの種類があり、発作のタイプ、発作の頻度、薬の副作用、患者さんの年齢などを基準にして選択します。

※1 てんかんの定義
WHOは、てんかんを「種々の成因によってもたらされる慢性の脳疾患であって、大脳ニューロンの過剰な発射に由来する反復性の発作(てんかん発作)を特徴とし、それにさまざまな臨床症状及び検査所見がともなう」と定義しています。

※2 てんかんとアスペルガー症候群
最近では、知的障害をともなわない自閉スペクトラム症の人にも、てんかん波をもつ人が少なくないこともわかってきました。

依存症
Dependence

依存症とはWHOが提唱した概念で、何かに夢中になり、それをやめようとすると、不安やイライラが募り、行動がコントロールできなくなる状態をいいます。

刺激を求める行動が抑制できなくなる

▶ 主な**依存症**の原因としては、アルコール、覚せい剤などの違法薬物、パチンコなどのギャンブルなどが知られています。また女性に多い買い物依存のほか、最近では主に若年層のゲームやネットなどへの依存が社会問題になっています(※1)。

▶ 中でも問題となることが多い**アルコール依存症**は、**薬物依存症**の一種で、自らの意思で飲酒行動をコントロールできなくなる状態を言います。社会生活が破綻してしまうリスクが高い上、命にかかわる深刻な病気になってしまうこともあります。

▶ 発達障害の人が依存症になるケースは少なくなく、アルコール依存症のほか、睡眠薬や抗精神薬などへの**薬物依存**のリスクも指摘されています。

▶ **薬物依存症**の**離脱症状**(禁断症状)は非常に激しいため、家庭で見守るのは困難です。**薬物依存症**の兆候がみられる場合、できるだけ早い専門施設への相談が必須です(※2)。

※1 WHOが定義した依存症の概念
「アルコールや薬など精神に作用する化学物質の摂取や、ギャンブルなどのある種の快感や高揚感を伴う特定の行為を繰り返し行った結果、それらの刺激を求める抑えがたい欲求が生じ、その刺激を追い求める行動をコントロールできなくなる病的な状態」

※2 アルコール依存症の治療
アルコール依存症の治療の中心は嫌酒薬による薬物療法で、他に栄養指導やカウンセリング療法も行われます。依存症者同士で互いに助け合うピアサポートの会が各地で開かれており、これに参加することで断酒を継続している人が数多くいます。

第1章 主な発達障害と並存障害

かん黙症（選択性かん黙）
Selective Mutism

家族や親しい友人とは何の問題もなく話しているのに、学校などの特定の場面では、ひと言も話すことができない状態をかん黙といいます。

特定の場面で話ができなくなってしまう

▶ 言語能力（発語・理解）はほぼ正常であるにもかかわらず、学校などの特定の場面や特定の人とは話せなくなる症状は、**場面かん黙（選択性かん黙）** と呼ばれています。どこでも誰とも話すことができない状態を全かん黙といいます[※1]。

▶ 幼児期に症状があらわれることが多く、幼稚園や保育園、小学校など集団生活がスタートした時にまわりが気づきます。幼少期は特に女子に多く、中学校まで続くとそのまま成人まで改善しにくい例もあります。

▶ 無理に「話させよう」と働きかけると、極度に緊張させてしまうことになり、対人恐怖やひきこもり等の二次的な不適応を引き起こしてしまいがちです。緊張や不安、恐怖心を取り除くように関わりながら、手紙やメールなどコミュニケーションの手段を確保し、リラックスできる環境をつくることが大切です[※2]。

※1 かん黙症の症状
まったく声を発しない状態から小さな声で話す、動作で意思表示する、特定の限られた人となら話すなど、状態や程度はさまざまです。重症の例では、緊張すると行動や動作も止まってしまう場合があります。

※2 かん黙症と発達障害
発達障害の子が二次障害として、かん黙症を併発することが多いと報告されています。鑑別が難しいため、かん黙症の症状がある子どもには、発達障害の可能性も踏まえながら支援していくことが大切です。

自律神経系の問題

発達障害の人は、睡眠障害や身体表現性障害になることも多く、自律神経系のバランスが崩れやすいのではないかと考えられています。

気圧の変化や室温の変化に対応できない

- **自律神経**は、**交感神経**と**副交感神経**のバランスで人の体調（呼吸・消化・循環・体温など）を管理、調整しています[※1]。
- 発達障害の人の中には、気圧の変化に反応して頭痛が起きたり、エアコンがきいている室内で体温調節ができなくて気分が悪くなってしまったり、自律神経のバランスを崩しやすい人が多いことが報告されています。
- 女性の場合、月経が始まる1～2週間ぐらい前からイライラ、腹痛、眠気、頭痛などのさまざまな不快な症状が起きる**月経前症候群**（PMS：Premenstrual Syndrome）に悩まされている人も少なくありません。
- ストレスによる下痢や腹痛で学校に行けなくなってしまったり、大切な行事やイベントを欠席してしまうなど、不登校やひきこもりのきっかけになる場合もあるので注意が必要です[※2]。

※1 交感神経と副交感神経
交感神経は日中活発に活動するときに働いています。交感神経を興奮させる神経伝達物質としてアドレナリン、ノルアドレナリンがあります。副交感神経はリラックスしている時、食事中などに働いています。

※2 自律神経と腸
自律神経には腸の働きも関係しているので、おなかを冷やさないよう注意し、腸の調子を整える食品（ヨーグルト、発酵食品など）を食べるのもよいでしょう

二次障害に関するQ&A

Q ADHDと診断されている小学校5年生の女子ですが、爪を噛む癖が治りません。常に深爪で、血がにじむまで噛んでしまい、注意しても改善しません。放置しておいてもいいのでしょうか？

A 衝動性、多動性が強いと、刺激を求め常に何かに手をだしている状態が続きます。ADHD児・者の爪かみも、爪に刺激を与えることで、中枢神経の覚醒をコントロールする「自己刺激」だという仮説があります。爪かみでとどまっていればいいのですが、アルコール依存、摂食障害、リストカットなどに至るリスクも高いと考えられているので注意してください。ただし、「やめなさい」と叱っても、やめられるものではないので逆効果です。さりげなく注意をほかにそらせたり、バイターストップ（爪を噛んだりなめたりする癖を、苦味で抑制するもの）を利用するなど対策を考えましょう。

Q アスペルガー症候群の小学校3年生の息子が、過度の心配性で困っています。「家が火事になるのではないか」「お母さんが死んだら…」など、心配しても仕方がないようなことを不安がり、眠る前に「火は消した？」と何度も確認したり、「留守にしている間に火事になったら嫌だ」と外出を嫌がるようになりました。

A もともと神経質な子どもは、ささいなことに対して不安になり多大なストレスを感じがちです。ストレス耐性を身につけるためには、「心配していたけど、うまく行った」「心配する必要はなかった」という経験を積み重ねるしかありません。「臆病すぎる」「心配しても仕方ないでしょう」などの言葉は慎みましょう。まずは、子どもの気持ちをしっかりと受け止め、安心感を与えることがポイントです。しかし、あまりに病的で日常生活に支障をきたす場合は、全般性不安障害（過剰不安障害）や強迫性障害の可能性も考えられます。

Q 朝、学校に行く前になると「おなかが痛い」などと言い出し、休む日が続いています。小児科を受診しましたが、「とくに異常はない」ということです。このままだと不登校になってしまうのではないかと心配です。

A 心と身体の状態は密接に関係しています。子どもはまだじゅうぶんに自分のストレスを認識することができないため、とくに身体の不調という形で出やすいのです。「どこも悪くないのだから、仮病じゃないの」と思ってしまうかもしれませんが、演技をしているわけではなく、本当に痛かったり、辛かったりしているのです。まずは原因となっているストレスをつきとめ、とりのぞく努力が必要です。2～3日ゆっくり自宅で休むことで、元気を取り戻す場合もあります。「どこも悪くないんだから、我慢しなさい」などとお尻をたたいていると、適応障害や気分障害につながる可能性もあるので気をつけましょう。体調不良が長引く場合は、児童精神科や心療内科にも相談することもひとつの方法です。

Q 現在、不登校になって5年になる13歳の男子です。昼夜逆転がひどく、抑うつ傾向もあるように思います。最近になって新聞で発達障害のことを知りました。診断基準にあてはまっているところが多いので、息子は発達障害だと確信しています。けれども、本人が精神科には行きたがらないので、診断も治療も受けられず、どうしていいのか困り果てています。

A まずは、児童相談所、保健福祉センターなどの相談機関を利用してみましょう。家族の相談や、発達障害の勉強会などを行うところを紹介してくれることもあります。最近では少しずつ発達障害の診断ができる医師も増えているので、児童精神科の敷居が高い場合は、かかりつけの小児科や内科に相談してみましょう。

第1章　主な発達障害と並存障害

二次障害に関するQ&A

Q 11歳になるアスペルガー症候群の女子の母親です。小学校低学年から不登校で、強迫障害、気分障害など二次障害の症状もみられます。いまだにパニックもひどい状態で、外出もままなりません。障害については理解していたつもりなのですが、私の対応が悪かったのではないかと、自分を責める毎日です。

A 二次障害は、本人の性格や気質、遺伝的な要因、生育環境、家庭環境、ストレス、不規則な生活など、複雑な要因がからみあって生じます。必ずしも、ご家族の対応だけで予防できるものではないので、自分を責める必要はありません。けれども、子どもにとって、家庭が、安心できる場所であることは、重要なポイントです。家庭が不安定であると、子どもの心は落ち着きません。家庭内の不和、経済的状況、育児への不安などで、親が強いストレスを感じていると、子どもは敏感に反応するものです。まずはご家族のストレスを解消することも大切です。相談できる場所をみつけ、「私が悪いのでは…」と自分を追い込むのではなく、できることを考えていきましょう。

Q 自閉症の13歳の息子は寝つきが悪く、深夜まで起きていて、朝は起きることができません。最近は、学校も遅刻・欠席がちで、このままだと不登校になってしまいそうです。

A 自閉症の人が睡眠障害をきっかけに不登校になってしまうことは少なくありません。もともと自律神経のバランスを崩しやすい人が多いので、「眠れない」「起きられない」という悪循環に至らないように、生活環境を整えてみましょう。夜はパソコン・モバイルなどの画面を観ない、できるだけ同じ時刻に起て日光を浴びる、決まった時間に食事をとる、適度に運動するなどが大切なほか、アロマや漢方が有効な場合もあります。

第 2 章

発達障害の診断と評価

第2章 発達障害の診断と評価

発達障害の診断と評価

発達障害の診断や評価を行うためには、発達歴、生活歴を丁寧に聞き取るとともに、行動を観察し、認知の凹凸や行動上の特性をみきわめていくことが重要です。

精神科、神経内科などの医療機関で診断を行う

▶ **発達障害**の診断は、医師が行うことになっています。発達の遅れや明らかにほかの子どもと違う行動を心配した親が、乳幼児健診などで相談し、紹介された医療機関を受診した結果、**発達障害**と診断されることが多いようです。そのほか、最近は、園や学校など集団生活の中で、発達の遅れや行動上の課題が見つかったことから、診断に至る例も少なくありません[※1]。

▶ まだまだ、専門の医師は足りていないのが現状ですが、都市部を中心に、少しずつ増えています。子どもの場合は、児童精神科、小児神経科などの中に、**発達障害**を専門にしている医師がいます。小児科でも**発達障害**を診る医療機関が増えています。

▶ 大人の場合はさらに専門医が少なく、子どもの頃に担当している医師が、継続して対応している例も多いようです。最近は、成人になってから発達障害を疑って、精神科や神経内科を受診する人も増えていますが、子どもの頃の情報が少ないため、正確な診断は難しいのが実情です。

▶ 医療機関においての診断では、主に**ICD-10**や**DSM-5**という国際的な

※1 早期からの支援にむけての取り組み

発達障害者支援法の「第2章 児童の発達障害の早期発見及び発達障害者の支援のための施策」により、早期からの支援に対する取り組みが拡がっています。一方、「紹介できる機関が少ない」という課題も指摘されています。

※2 発達障害の脳画像研究

脳画像研究などの進歩により、自閉症やADHDなどの脳機能の特徴が徐々に解明されてきました。しかし、まだデータは十分とは言えず、わかっていないことも多いのが現状です。

診断基準が使われます(16ページ参照)。生育歴や発達歴を聞き取りながら、行動観察を行い、それぞれの項目にあてはまっているかを検討していきます。
▶ 最近では、MRI(核磁気共鳴画像法:magnetic resonance imaging)などを用い、**発達障害**の人の脳の機能的な特徴や、その動きと変化を観察する研究も進んでいます。しかし、MRIだけで**発達障害**を診断することはできません[※2]。

大学や子育て支援機関でも、相談・評価などが行われている

▶ 大学の心理相談室や、区市町村の保健所、子育て支援機関などでも**発達障害**に関する相談を受けているところがあります。
▶ 厳密には、医療機関以外で診断や治療はできませんが、心理相談員やケースワーカーが、**発達障害**の傾向や特徴をとらえるために**アセスメント**(**評価**)を行うことがあります。
▶ また、**早期からの支援**に向けて、乳幼児健診や保育相談の場で、**スクリーニング**[※3]を行い、医療機関や支援機関につなぐ取り組みも始まっています。

※3 発達障害のスクリーニング
スクリーニングとは「選別する」という意味の言葉。チェックリストを使って発達障害の傾向の有無を調べることを言います。「改訂日本版デンバー式発達スクリーニング検査(JDDST‐R)」「幼児向け自閉症チェックリスト(M‐CHAT)」「自閉症スクリーニング質問紙(ASQ)」「親面接式自閉症スペクトラム症評定尺度(PARS)」「LD児・ADHD児診断のためのスクリーニング・テスト(PRS)」などがあり、乳幼児健診や発達相談施設などで活用されています。

第2章 発達障害の診断と評価

評価（アセスメント）

発達障害の子どもや大人が、どんな特徴や困難をもっているのかを知り、サポートに活かすために、さまざまな評価（アセスメント）方法が用いられています。

それぞれの認知の特徴や、凹凸を知るための手法

▶ **アセスメント**とは、一般的に「評価」「査定」という意味で使われる言葉です。
▶ 医療・福祉・教育などの現場では、**発達障害**もしくはその傾向が見られる子どもや大人の特性や、障害の程度、何に困っているのかなどを知り、それぞれに適したサポートを考えていくために、利用されています[※1]。
▶ アセスメントには、聞き取りやアンケートを参考に学習場面や生活場面で行動を観察する方法と、標準化されたアセスメントツールを用いる方法があります。
▶ 発達相談などを行っている施設では、心理士などの専門職が**アセスメント**を担当します。また、最近では、研修に参加した経験のある学校の先生や、保健師なども、専門家チームと連携しながら**アセスメント**を行う場合もあります[※2]。

※1 アセスメントの目的
アセスメントは、発達障害か否かを診断するために行うものではありません。それぞれの困難やサポートが必要な部分を探るとともに、どんな情報提供が有効なのか、何が得意なのかなど、総合的に捉える視点が大切です。

※2 人材の確保
教育・福祉のみならず就労支援の現場などでも、診断の有無にかかわらず、発達障害の特性を持つ人の障害の程度や支援ニーズを明確にするために、アセスメントができる人材の確保が重要視されています。

発達障害の可能性がある支援の必要な人

※大人の場合、すでに他の精神疾患の診断を受けている場合、引きこもりの場合、触法問題を起こした場合、ホームレスや生活保護を受けている場合もある。また、子どもの場合、児童養護施設に入園している場合もある。

発達障害のアセスメント

公的な仕組み

① 実際に日常生活の中で困っていることを減じてQOLを高めるための有効な支援を実施するためのアセスメント

- 医学的診断
- 医学的診断をサポートする心理的アセスメント
  ・自閉症スペクトラム、ADHD、LDなどの障害種別ごとの診断、気づき、スクリーニング

精神障害者保健福祉手帳・療育手帳の取得、障害年金の受給、障害者福祉サービス利用(特別支援教育の利用)

診断がなくとも支援ニーズがある限り支援は必要

② 発達障害児者として支援を受けられるようにするためのアセスメント

- 日常生活での適応行動の把握
  (何ができ、何ができないか)
- 個別の支援計画の作成
  (日常生活の暮らしのためのアセスメント)
  ・障害特性の把握

発達障害の支援

支援評価のアセスメントは定期的に行っていく

③ 実際の支援の有効性の評価

- 日常生活の適応行動の変化
- 主観的幸福感、QOL、他者とのつながりの変化など

『発達障害児者支援とアセスメントのガイドライン』(金子書房)より

第2章 発達障害の診断と評価

アセスメントツール

アセスメントに用いられる標準化された検査方法をアセスメントツールといいます。結果を数値化することで、客観的に評価を行うことができます。

目的に応じたアセスメントツールがある

▶ 大きくはスクリーニングに用いられるものと、より細かく特性を評価し支援のニーズをつかむためのものに分けられます。スクリーニング検査により発達障害が疑われる場合に、より丁寧に能力・心理・行動などを検査できるアセスメントツールを用います。

▶ 発達障害のアセスメントツールとしてよく知られているのが、**ウェクスラー式知能検査**(**WISC**、**WAIS**)などの発達検査です[※1]。これらの検査は**IQ**(**知能指数**)により知的な遅れの有無を調べるだけではなく、「どんな認知の特性をもっているのか？」「何が苦手なのか？ 得意なのか？」「生活にどんな困難があるのか？」などを数値化し、具体的な支援の方法を考えるために使われます。

▶ アセスメントの重要性が認識されるようになり、最近では必要に応じて、より細かなアセスメントツールがもちいられており、支援計画をつくるために使われることもあります。

▶ 支援計画を立てる上で注目されているのが**適応行動**[※2]をはかるアセスメントツールです。中でも、**適応行動尺度**(Vineland-Ⅱ)が知られてい

※1 アセスメントに利用される発達検査

よく利用されている知能・発達検査には、「ウェクスラー式知能検査」、「K-ABC」のほか、「田中ビネー」、「鈴木ビネー」、「グッドイナフ人物画知能検査(DAM)」、「ITPA言語学習能力診断検査(イリノイ心理言語検査)」などがあります。

ます。適応行動とは、意思伝達、自己管理、家庭生活、社会的・対人的スキル、地域社会資源の利用、仕事、余暇、健康、安全などを含む包括的な概念で、日常生活を送るのに必要な幅広い行動のことを指します。
▶ 適応行動の評価により、生活に必要な支援の程度を客観的に測定できるだけでなく、支援の効果を測定することも可能です[※3]。

検査の結果だけで、評価しない

▶ アセスメントツールは、あくまで評価のためのものであり、それだけで診断することはできません。
▶ 検査の結果は、そのときの体調や心理状況、検査者との相性、環境などによっても左右されます。ですから、検査結果のみに頼るのでなく、日常生活場面での様子、生育歴などの情報と関連づけて、評価していくことも大切です。
▶ また、成長と共に変化していくので、定期的に検査を行いながら、経過を観察していく必要があります。

※2 **適応行動（機能）とは？**
適応行動の定義にはさまざまなものがあり、年齢によっても求められる適応行動は異なります。

※3 **適応行動の評価と測定**
適応行動をはかるために、日本でよく用いられているアセスメントツールは、「日本版Vineland-Ⅱ 適応行動尺度」、「新版S-M社会生活能力検査」、「ASA旭出式社会適応スキル検査」などです。

第2章 発達障害の診断と評価

ウェクスラー式知能検査（WISC-Ⅳ）

Wechsler Intelligence Scale for Children-Fourth Edition

発達障害特有の偏りを調べることができるため、支援機関や教育現場でよく使われています。ただし、この検査だけで診断を行うことはできません。

発達の凹凸を知るのに適した知能検査

- **ウェクスラー式知能検査**は、心理士のデビッド・ウェクスラー（Wechsler,D.）が開発した個別知能検査で、国際的に利用されています。WISCはウェクスラー式知能検査[※1]のうち、5歳～16歳までを対象にした検査で、通称"ウィスク"と呼ばれており、現在は第4版の**WISC-Ⅳ**が使われています。

- 類似、単語、理解、知識、語の推理、積木模様、数唱、絵の概念、語音整理、行列推理、算数、絵の完成、符号、記号探し、絵の抹消 といった検査から、**言語理解（VCI）・知覚推理（PRI）・ワーキングメモリ（WMI）・処理速度（PSI）**を測定します。

- **言語理解**は言語的な情報や知識を状況に合わせて応用する能力で、**知覚推理**は視覚的な情報を取り込み各部分を関連づけて全体としてまとめる能力、**ワーキングメモリ**は注意を持続させて聴覚的な情報を正確に取り込み記憶する能力、**処理速度**は視覚的な情報を素早く正確に処理していく能力です。総合して**全知能指数（FSIQ）**を算出します。それぞれの数値に大きな差が見られる場合に、偏りがあるという仮説が成り立ちます[※2]。

※1 その他のウェクスラー式知能検査
WISC（ウィスク）のほか、主に幼児を対象にしたWPPSI（ウィプシー）、16歳以上を対象としたWAIS（ウェイス）があります。

※2 偏りに対する支援
たとえば知的障害がなくても言語理解が弱い場合は、指示を聞きもらす可能性が高いことが予測できます。説明や指示は短く簡潔に行う、もしくは書いて渡す、指示が正確に伝わったかどうかを確認するといった支援が考えられます。

田中ビネー式知能検査
Tanaka-Binet Intelligence Scales

もっともポピュラーな知能検査のひとつです。専門的な知識がなくても、比較的、簡単にできるため、児童相談所や保健所など、多くの施設で利用されています。

全般的な知的水準や精神年齢をはかることができる

▶ **ビネー式知能検査**は、アルフレッド・ビネー（Binet, A.）が開発した世界ではじめての知能検査で、日本においても改訂を重ねながら、広く用いられています。**田中ビネー知能検査Ⅴ**は現在、日本でもっともポピュラーな、**ビネー式検査**のひとつです。

▶ 1歳から13歳までの問題（96問）、14歳以上の問題（17問）が、各年齢段階に応じて並べられています[※1]。子ども向けの検査では全問回答しなければ、より年齢の低い検査に移る仕組みになっており、検査結果から精神年齢（MA）を算出できるのが特徴です。IQは、精神年齢／生活年齢（CA）×100で算出します。

▶ 14歳以上では原則として精神年齢を算出せず、偏差知能指数（DIQ）のみを算出します。成人では13の下位検査で構成され、結晶性、流動性、記憶、論理推理の4分野について、それぞれDIQを求められるようにつくられています。

▶ とくに、知的な遅れの程度をはかるためには有効な検査で、比較的簡易なため、児童相談所、就学相談などで用いられています[※2]。

※1 精神年齢と生活年齢
問題は、言語、動作、記憶、数量、知覚、推理、構成などさまざまな内容を網羅しており、年齢にふさわしい知識を獲得しているか、問題解決の能力をもっているのかをはかる内容となっています。

※2 発達障害のアセスメントへの有効性
全般的な知的水準をはかることには有効ですが、個々のスキルを測定するには情報が少ないため、発達障害の細かいアセスメントについては、そのほかの検査を併用します。

第2章　発達障害の診断と評価

K-ABC
心理・教育アセスメントバッテリー
Kaufman Assessment Battery for Children

認知のプロセスや学習能力を測ることができるツールです。その子どもに、どんな学習スタイルが向いているのかを知る手がかりになります。

その子が得意な学習スタイルを見つけることができる

▶ **K-ABC**は、カウフマン(Kaufman, A.S. & N.L.)により開発された知能検査で、改訂版である日本版KABC-Ⅱは2013年に刊行されました。対象は2歳6ヶ月から18歳11カ月です[※1]。

▶ 子どもの知的能力を、認知尺度(**継次処理**、**同時処理**などの認知処理のプロセス)[※2]と習得尺度(これまで獲得してきた知識・技能)の両面から評価します。さらに、認知能力だけでなく基礎学力を測定できる日本初の検査です。

▶ 結果に明らかな凸凹がみられる場合、不得意な部分を補う情報提供を行うことが有効です。たとえば**同時処理**が強い場合、具体的なイメージをあらかじめ持たせるために、完成したものを見せたり絵で示すなどし、視覚的な手掛かりを与えます。一方、**継次処理**が強い場合は、手順を示したカードを提示したり、箇条書きでひとつずつステップを指示するなど、言語的な手がかりを示す工夫が有効だといわれています。

※1　KABC-Ⅱ日本版による認知尺度
KABC-Ⅱ日本版では、認知尺度を、継次処理、同時処理に加えて学習能力、計画能力の4つの能力から測定します。

※2　同時処理と継次処理
継次処理とは、情報を順序良く連続的に処理していく能力で、同時処理は一度に与えられた多くの情報を統合し処理する力のことです。

ITPA
言語学習能力診断検査

Illinois Test of Psycholinguistic Abilities

情報を受け取り、それを解釈し、他人に伝えるという、言語の発達や理解、コミュニケーションに必要なスキルなどを測定するのに、有効な検査です。

情報処理のプロセスから、個人内差を推察する

▶「課題の説明を受けて、他の人に伝える」というプロセスの中から、言葉の理解や絵の理解など10の要素について、それぞれの習熟度を調べます。日本版は、3歳0ヶ月～9歳11ヶ月(小学校4年生)が対象となっています。

▶全体的な発達のレベルを知るだけでなく、**個人内差**(※1)という概念をとりいれているのが大きな特徴です。

▶課題を与えながら、聞いて話す・見て行動するといった「回路」、言葉を習得して用いるための「プロセス」、コミュニケーション行動の「水準」の3つについて、その子どもの特性を探ります。

▶LD児や、言葉の発達に遅れのある自閉症の子どものアセスメントに有効だと考えられています。

▶また、**情報処理のプロセス**(※2)に焦点があてられているため、教育支援の方法を検討する際や、**個別の教育指導計画**の作成などに役立てられています。

※1 個人内差

「指示は理解できるが、実行できない」、「算数は得意なのに、漢字が書けない」など、個人の内部にある視覚情報と聴覚情報の処理のアンバランスさのこと。発達障害の理解には、この個人内差を把握することが重要です。

※2 情報処理のプロセス

たとえば指示通りに動けない子どもについて、「指示は聞こえているが、とっさに意味が把握できない」「意味は理解できるが、指示内容を実行に移せない」など、どこにつまずきがあるのかを把握する手がかりになります。

第2章 発達障害の診断と評価

自閉スペクトラム症(ASD)のアセスメント

自閉スペクトラム症のアセスメントツールとしては、手軽にチェックできる簡単なものから、熟練の医師が面接や診断に使うものまで、さまざまなものが知られています。

段階的にスクリーニングを重ね自閉症を診断する

▶ 早期発見のスクリーニング[※1]に使われるツールとしては、簡単な質問に答えていくことでリスクを把握するための**乳幼児期自閉症チェックリスト修正版(M-CHAT)**があります。

▶ 自閉症が疑われる際の二次スクリーニングには、**親面接式自閉スペクトラム症評定尺度(PARS)**、**対人コミュニケーション質問紙(SCQ)**、**自閉症スペクトラム指数(AQ)**などが利用されています。

▶ リスク群に対して、より精密な診断・評価を行うためのツールとしては**自閉症診断観察検査第2版(ADOS-2)**、**自閉症診断面接改訂版(ADI-R)**や**小児自閉症評定尺度(CARS)**、The Diagnostic Interview for Social and Communication Disorders-11(DISCO-11)などが使われており、心理職や医師などが検査用具や質問項目を用いて、対象者と面接を行ったり、行動を観察しながら、自閉症であるかどうかを評価します。

※1 自閉症のスクリーニング
知能検査だけで安易に診断を行うのではなく、自閉症なのかどうかスクーリングを重ね評価を行いながら丁寧に診断することが重要視されています。

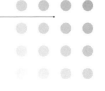

ADHD、LDの
アセスメント

ADHDやLDを他の障害などと鑑別しながら診断することは容易ではありません。客観的に判断し、診断を補完するために、アセスメントツールが使われています。

診断を補完し、ニーズを知るために利用される

▶ ADHDの診断を補完するための行動評価スケールとしては、**ADHD Rating Scale-Ⅳ（ADHD-RS）** と、**コナーズの評価スケール（Conners3）** がよく知られています[※1]。

▶ **ADHD-RS**は家庭版と学校版の二種類あり、DSM-Ⅳの診断基準項目に準拠した18項目の質問で構成されています。

▶ **Conners3**の対象年齢は6〜18歳で、保護者用、教師用、本人用があり、いずれも100項目前後の質問で構成されています。成人期には**成人期のADHD評価尺度（CAARS）** が使われます。その他、成人期の質問紙には**Adult ADHD Self Report Scale；ASRS-v1.1（ASRS）** もあります。

▶ LDの診断には**LD判断のための調査票（LDI-R）** や**集団基準準拠検査（NRT）** などが使われており、学童期の学習支援のニーズを探るために有効です。また、日本独自のツールとして、ひらがなの音読能力を評価する**音読検査**[※2]があります。

※1 ADHDのアセスメントツール
いずれもDSM-Ⅳの診断基準項目に準拠していますが、あくまでも診断を補完するためのもので、アセスメントツールだけで診断することはできません。

※2 音読検査
主にディスレクシアの評価を行うために開発されたツールで、単音連続読み検査、単語速読検査の有意味語と無意味語、単文音読検査の4つから構成されています。

第2章 発達障害の診断と評価

診断と評価に関する Q&A

Q 28歳の女性です。集団行動が苦手で、友だちも少なく、学生時代は苦労しました。現在は、得意分野を生かした職業についており、とくに日常生活に不便は感じていません。インターネットなどでアスペルガー症候群のことを知り、自分は「アスペルガー症候群ではないか？」と思いはじめました。きちんと、診断を受けた方がいいのでしょうか？

A 診断は、支援のためのプロセスです。生活上に困難があり、治療を行ったり、福祉的なサービスを利用するためには、医療機関での診断が必須です。しかし、とくにその必要がなければ、わざわざ診断を受ける意味はないかもしれません。ただ、中には「自分がアスペルガー症候群だと診断されて、これまで違和感を覚えていた理由がわかり、ホッとした」という人もいます。

Q 4歳のときに幼稚園で「落ち着きがない」「友だちと遊べない」などと指摘され、地元の保健所で療育に通っています。6歳になり以前より落ち着きましたが、就学前に医療機関の受診をすすめられました。万が一、障害と診断されたら… と考えると、受け入れる自信がなく、躊躇しています。

A 就学を控えて、お子さんがどんな特性をもっていて、どんな支援を必要としているのかを詳しく知るためには、医療機関を利用する方がいいかもしれません。特性を知ることにより、学校でどんな壁にぶち当たることが多いのか、何を準備すればいいのか、見通しを立てることができます。それに、障害を必要以上に恐れる必要はありません。古い概念で考えると「障害があるかないか＝白か黒か」という話になりがちですが、実は、障害にあるなしの明確な境界線はありません。黒と白で分ければ、うんと黒に近いグレーもあれば、白に近いグレーもあります。成長の過程で変わる可能性もあるので、必要なときに支援や福祉サービスを利用し、必要がないときは援助を少なくするという視点をもつことが大事でしょう。

Q 6歳のときに児童相談所で知能検査を受けたのですが、IQ75で「境界線知能」と言われました。小学2年生になり、医療機関で検査したところIQ60で、軽度の知的障害をともなう自閉症と診断されました。成長していると思っていたので、ショックを感じています。知能指数は変わるものなのでしょうか？

A 知能検査の結果は、そのときの子どもの体調、環境、検査する人の技量、使用する検査方法などで、変わることがあります。児童相談所などでよく使われている田中ビネーは、WISC-Ⅳに比較すると、高い数値が出る可能性が知られています。また知能指数は、いくつかの検査を総合した点数から算出されるものなので、発達に凹凸のある自閉症児の場合、ひとつでも凹が大きいと、低い数値が出てしまうことがあります。IQにこだわらず、どの部分が伸びていて、何が苦手なのかを、細かく見ていくほうが有意義です。

Q 8歳の女子です。WISC-Ⅳの検査を行った結果、IQ110と正常域だが、ワーキングメモリが弱いといわれました。どんなことに気をつければいいのでしょうか？

A ワーキングメモリが弱いと、一般的には、注意の集中や持続が困難で、言葉や数をすぐに覚えられなかったり、指示を聞けていなかったり、約束を忘れてしまうなどの困難が生まれやすいと考えられています。指示をするときには注意を促してから声をかける、指示や説明は簡潔に行う、手順は絵や図で示す、メモする習慣をつけさせるなど、本人が受け取りやすいパスを投げるように配慮しましょう。

第2章　発達障害の診断と評価

心の理論
ToM：Theory of Mind

心の理論とは、気持ち、考えなど、他者の心の動きを理解するスキルのことです。自閉症の人は心の理論の発達が遅れることが指摘されています。

他人の気持ちや心の動きを推察するスキルのこと

▶ 他者の心の動きを類推したり、他者が自分とは違う見識を持っているということを理解するメカニズムを**心の理論**といいます。心の理論の発達の遅れが、自閉症の特徴のひとつなのではないかという仮説があります[※1]。

▶ 心の理論に関する検査で、もっともポピュラーなものが「サリーとアンの課題」で、「サリーとアンが、部屋で一緒に遊んでいました」「サリーはボールを、かごの中に入れて、部屋を出て行きました」「サリーがいない間に、アンが別の箱の中にボールを移しました」「サリーが部屋に戻ってきました。サリーがボールを探すとき、最初にどこを探すでしょう？」という質問です。

▶ 自分が知っている事実に関して、知らない人がどう考えるのかを推察させることを目的にした質問で、「かごの中」が正解ですが、自閉症の子どもは、年齢が高くなっても「箱」と答える可能性が高いというデータがあります[※2]。

※1　ミラーニューロン
他者の動作や脳内の動きを、鏡に写すように自身の脳内に反映する神経細胞をミラーニューロンといいます。他人への共感や言語の獲得などに影響しているという説があり、心の理論との関係が研究されていますが、まだ証明されていません。

※2　サリーとアンの課題
心の理論が順調に発達していれば、4～5歳になると正解できるようになります。発達が遅れていると、他者が自分と違う見識をもっていることを想像するのが難しいため、自分が知っている事実をそのまま答えてしまう傾向がみられます。

ワーキングメモリ（作業記憶）
Working Memory

「情報を一時的に保持し、操作するための脳のシステム」をワーキングメモリといいます。発達障害の症状に関連があると考えられています。

一時的な情報をストックする脳のメモ

▶ **ワーキングメモリ**とは、会話をしたり、本を読んだり、あるいは計算した結果などの情報を、一時的にストックし、処理していく脳のシステムのことです。いわば、「脳のメモ帳」と考えていいでしょう。作業記憶とも呼ばれており、短期記憶の一種です[※1]。脳神経科学や認知心理学の分野で研究が進んでいます。

▶ **ワーキングメモリ**は、注意を集中する能力、衝動をコントロールする能力、問題解決する能力などに影響すると考えられています。たとえば、「先生の話を聞きながらノートをとる」「電話番号を覚えて、ダイヤルする」などという作業では、**ワーキングメモリ**の働きが重要です[※2]。

▶ 一般的には、右前頭葉および大脳基底核の一部が関与すると考えられています。最近の研究では、**ワーキングメモリ**の機能は、トレーニングによって改善できることが示唆されており、主にADHD症状の改善に、**ワーキングメモリ**のトレーニングを活用する療育方法もあります。

[※1] **短期記憶と長期記憶**
たとえば電話番号を聞いた時、まずは短期記憶にメモされます。しかし、短期記憶は一時的に情報を保存するだけで、容量が小さいので、しばらくすると忘れてしまいます。一方、長期記憶は、永続的に膨大な量の情報を保存することができるのです。

[※2] **ワーキングメモリの機能**
ワーキングメモリがうまく機能しなければ、複数の情報を同時に処理することが困難です。たとえば、「隣の部屋から、筆箱をとってきて」と指示した際、隣の部屋に行ったときには、何をとりに行ったのか忘れているといったことが起きるのです。

第2章 発達障害の診断と評価

実行機能
Executive Function

実行機能とは、目標に向けて、行動するスキルのことです。認知心理学の分野では、この実行機能の障害が、発達障害に大きく関与していると考えられています。

目標に向けて、注意や行動を制御するスキル

▶ 目標を達成するために、計画を立て、行動や思考を制御する能力のことを、認知心理学の言葉で**実行機能**(※1)といいます。

▶ 日常生活の中では、前もって計画を立てる、新たな行動を開始する、優先順位をつけて仕事を片付けていく、柔軟に方針を変更する、衝動をコントロールするといったことが**実行機能**にかかわっています(※2)。

▶ **実行機能**は、脳の前頭葉分野でコントロールされていると考えられています。**自閉症**や**ADHD**の症状には、実行機能がうまく働いていないという問題が関与していると仮定されています。

▶ また、実行機能の障害が、心の理論の発達にも相関しているのではないかという仮説があります。発達に目立った課題のない子どもの場合は、両者とも3歳から5歳にかけて著しく発達しますが、発達障害の子どもは、この2つの発達に遅れや偏りがみられるという特徴があります。

※1 実行機能の定義
実行機能の定義は、研究者により異なりますが、「プランニング」「セルフコントロール（行動抑制）」「行動のシフティング」「ワーキングメモリ」などを含んだ概念としてとらえることが一般的です。

※2 実行機能の障害
たとえば、後片付け・掃除・整理整頓などができない、試験勉強や宿題にどこから取り組んでいいのかわからない、人のアドバイスを取り入れて方針を変更することが難しいなどといったことが、実行機能の障害としてあげられます。

中枢性統合
Central Coherence

発達障害の子ども（大人）は、全体を捉えてものごとを理解することが苦手だといわれており、その原因が中枢性統合能力の弱さにあると考えられています。

全体ではなく、部分的なことにこだわる傾向がある

▶ 中枢性統合とは、1989年に心理学者のウタ・フリス（Uta Frith）によって提唱された概念です。ものごとの脈絡や意味など、いくつもの情報を統合し、全体の状況を考慮して、理解するスキルのことを**中枢性統合能力**といいます。認知心理学の分野では、自閉症などの発達障害では、このスキルに特徴があることが注目されています。

▶ 自閉症にみられる課題のひとつ「木を見て森を見ず」にたとえられるように、全体を見ようとせず、ひとつの限られた部分にばかり注目してしまう**シングルフォーカス**は、**中枢性統合能力**の弱さに起因していると考えられています。

▶ ものごとの裏側にある意図や意味を照らし合わせて、全体像をとらえることの困難さが、社会性の障害につながっているのではないかという仮説もあります[※1]。

▶ 一方、皆と違う認識の仕方をすることが、細かい間違いに気づいたり、矛盾点を見つけられるという、長所につながることもあります。

※1 中枢性統合能力と社会性の障害
状況を総合的に判断したり、相手の心の動きを推察しながら会話することが難しいため、「字義通りに受け取る」「嫌味や曖昧な表現が伝わらない」「場の空気が読めない」といった自閉スペクトラム症の特性につながるのではないかと考えられています。

報酬系の障害

近年の脳科学研究により、ADHDの病態がわかってきました。報酬系の障害は、もっとも注目されている、ADHD症状の原因のひとつです。

報酬系の機能不全が、衝動性につながっている

▶ 脳科学研究の進歩により、最近では、ADHDの原因のひとつは、脳の**報酬系機能の障害**であることがわかってきました。

▶ 報酬系とは、欲求が満たされたとき、あるいは満たされることが予測できたとき活性化し、脳に快感を与える神経回路のことです。報酬系の機能には、中枢神経系の神経伝達物質であるドーパミンとノルアドレナリンが関与していることがわかっています[※1]。

▶ 人は「行列に並べば、美味しいものが食べられる」など、長期的な報酬を予測することで、疲労や空腹といった短期的欲求を抑えて、行動を選択しています。しかし、報酬系に障害が生じると、長期的な報酬にではなく目先の刺激や欲求を求めて行動してしまいます。報酬を予測して待つことができないため、短期的な報酬を求めて、「列に並ばない」「思いつきで行動してしまう」などという衝動性につながると考えられています[※2]。

※1 ドーパミンとノルアドレナリン

ドーパミンは、意欲、動機、学習などに重要な役割を担っており、ノルアドレナリンは、集中力、やる気、緊張、注意力などを高める作用があります。

※2 ADHDの薬物治療

現在のADHDの衝動性を抑えるために用いられる薬物療法は、主に脳内のドーパミンやノルアドレナリンを増加させ、ドーパミンの神経伝達機能を適切に調整する目的で行われています。

常同行動
Stereotyped Behavior

一定のパターンに従った同じ行動・無意味な行動を長時間にわたって機械的に繰り返すことを、常同行動といいます。自閉症の特徴のひとつです。

一定のパターンに従った同じ行動や無意味な行動

- **常同行動**とは、同じ行動や無意味な行動を、長時間にわたって繰り返すことです。手のひらをヒラヒラさせる、ぴょんぴょん飛び跳ねる、ぐるぐる回るなど、多くの**自閉症**の子どもに、常同行動がみられます。
- 国際的診断基準の中では、「**興味の偏り・こだわり行動**」に位置づけられるものです。
- **常同行動**の根本的原因には、**中枢神経系の障害**が関与していると推察されており、**常同行動**そのものは軽減することができても、完全になくすことは難しいと考えられます[※1]。
- ストレスが高いときや、過剰な刺激にさらされた際に起こりやすく、本人にとっては、「意識をそらせることによって、ストレスを緩和する」といった意味があるともいわれています[※2]。

※1 常同行動への対応

本人や家族の生活に著しく支障がある場合は、薬などを利用し、軽減させる方法を考える必要があります。けれども、多くは無意識の行動であるため、強く叱責するなどして、無理やり止めさせようとすることは避けた方がいいでしょう。

※2 感覚統合からの考え方

感覚統合療法のアプローチでは、集中力を持続させたり、覚醒をコントロールしたり、ストレスを軽減させるために「本人が必要な刺激を取り入れている」と考えられています。

感覚の個別性（過敏と鈍麻）

発達障害の子ども（大人）は、聴覚、視覚、味覚、嗅覚などの感覚刺激に対して敏感なこと（感覚過敏）が多い一方で、痛みを感じにくいなどの鈍麻があることも知られています。

自閉症の多くが、感覚過敏をもつ

▶ **自閉症**などの発達障害の誰もが感覚過敏をもっているわけではありません。けれども、**感覚過敏**が問題と思われている行動の原因になっていたり[※1]、本人の日常生活上に著しい困難をつくっている場合も考えられます。

▶ **感覚過敏**の可能性について、常に周囲の人が考慮しておくことは、発達障害の人の日常生活での苦労を軽減するために、とても大切なポイントです。なぜなら誰もが他人の感覚を体験することができないので、「自分は感覚過敏かもしれない」と自ら気づくには時間がかかるからです。

▶ 特に**自閉症**の子どもの多くが、運動会のピストルの音でパニックを起こしたり、掃除機や洗濯機の音に耳をふさいだり、混んだレストランや電車の中を嫌がるなど、音への敏感さ（**聴覚過敏**）をもつことは、よく知られています。**聴覚過敏**が自閉症を発見するキッカケになることも少なくありません。また、不登校などの原因になることもあります。

※1 **感覚過敏と問題行動**
たとえば、「教室に座っていられない」という行動の背景に、音や光に対する過敏さが原因になっていることがあります。自分から訴えられない子どもも多いため、周囲が「苦痛を感じる環境になっていないか」をチェックすることも必要です。

※2 **触覚過敏**
糊や粘土などが触れなかったり、ボールをつかむことを避けるなど、特定の触覚を嫌がる場合もあります。「ワガママ」と決め付けるのではなく、触覚過敏の可能性に考慮しましょう。

抱っこが苦手だったり、蛍光灯の光を嫌がる

▶ 抱っこを嫌ったり、撫でられることが苦手な**触覚過敏**もあります。シャツのタグや、パンツのゴムなどを嫌がり、すぐに裸になりたがる子どもも少なくありません。耳掃除や爪きり、散髪を怖がるのも、**触覚過敏**が関係しているようです[※2]。

▶ そのほか、チラチラする蛍光灯の光や、強い日差しを苦痛に感じる**視覚過敏**や、香水の匂いや他人の体臭や口臭に異常に敏感な**臭覚過敏**、偏食や食へのこだわりになってあらわれる**味覚過敏**などもあり、出現の仕方は人によって個人差があります。

▶ 過敏なことが多いのですが、逆に鈍感なこと(**鈍麻**)もあります。痛みや熱さに対して鈍感な場合は、ケガや火傷に気づかないことがあるので注意が必要です[※3]。

▶ 苦手なことを無理に克服させる指導は、本人によりいっそうの苦痛を与えるだけです。また、ストレスは**感覚過敏**を悪化させます。耳栓やイヤーマフなどを利用する、サングラスをかけさせるなど、できるだけ**感覚過敏**に対する配慮を行いましょう[※4]。

※3 感覚の鈍麻と問題行動
人にベタベタと抱きついてきたり、自分の腕や爪を噛むのがクセになったりするのも、感覚の鈍麻が関係しているといわれています。

※4 さまざまな支援機器
現在では、感覚過敏に対応するための、さまざまな支援機器が販売されています。音を遮断するイヤーマフやヘッドフォンのほか、視覚的な情報を遮るパーテーションなどが良く利用されています。

症状に関する Q&A

Q 自閉症と診断されたばかりの3歳の男子です。ブザーや掃除機などの大きな音を聞いても耳を塞いだりしないので、聴覚過敏はないと思うのですが、レストランや電車の中などで、耳を塞ぎながらパニックを起こすことがあります。何か理由があるのでしょうか？

A レストランや電車の中など、さまざまな音が同時に聞こえる騒々しい場所に行くと、「聴覚情報が多すぎて、パニック状態になる」という自閉症の人は少なくありません。苦手な音も大きな音だけとは限らず、ふつうの人には聞こえないような低周波やノイズが聴こえるという人もいますし、高い女性の声や子どもの声がキンキン響くという人もいます。聴覚過敏とひとことで言っても、いろんなパターンがあるので、「聴覚過敏はない」と決め付けず、どんな場合にパニックを起こしやすいのか、状況を考察してみましょう。

Q とてもお喋りな、アスペルガー症候群の7歳の女子です。IQ120で年齢よりも大人びた賢い子どもなのですが、「人の話をきちんと聞いていない」、「指示を守らない」など、言うことを聞いてくれないので困っています。

A アスペルガー症候群の子どもは、一見、会話も達者で、難しい言葉も知っているのに、喋るほどには人の話を理解していないことがあります。ワーキングメモリや中枢性統合能力の問題などの理由で、話の本質とは違う単語にこだわってしまったり、聞いていてもすぐに忘れてしまったり、指示されていること自体を把握していないこともありえます。どうして言うことを聞いてくれないのか、アセスメントを行ってみなければわかりませんが、まずは、指示したあとには、必ず復唱させ、伝わったかどうかを確認するなどの工夫が必要でしょう。

Q ADHDの息子は、朝の忙しいときにもダラダラと支度をして遅刻する、宿題やテスト勉強になかなか取り組まないなど、何度、注意しても同じ失敗のくりかえしです。毎日、ついつい叱責してしまうことが多く、「これではいけない」と思っているのですが、どうしたらいいのでしょうか？

A ADHDの生物学的な要因として、実行機能と報酬系の2つの機能不全があげられており、これらの両方に関係しているのが意欲や動機づけに大切な役割を担っているドーパミンです。つまり、できるだけ達成感がもちやすい課題を用意する、少しでもできたことを評価する、シールなどを使いスキルアップを見える形で示すなど、家庭においてもドーパミンの分泌を促すような声かけや支援を心がけることが大切なのではないでしょうか。

Q 息子は12歳で、重度の知的障害を伴う自閉症です。最近になって、常同行動がひどくなってきました。同じ場所を何度もウロウロしたり、ベッドの上からぴょんぴょん飛び降りたり、ドアをバタバタ閉めなおしたりするので、マンションの階下の部屋から苦情が来るほどです。止めさせようとするとパニックを起こしてしまうので、どうしたらいいのか途方にくれています。

A 思春期にともない常同行動がひどくなるのは珍しいことではありません。とくに男の子の場合、急激な身体の成長にともない、激しくなる場合が多いようです。目に余るようなら行動療法などで常同行動が緩和されることもあります。まずは、主治医に相談される方がいいでしょう。

コラム

情緒障害
(Emotional Disturbance)

　情緒の不安定さから、社会生活に問題があらわれる状態を**情緒障害**といいます。行政施策上の定義と医学的な定義が異なり、さまざまな考え方があるため、混乱をきたしていました。

　行政施策上では、不登校、非行、夜尿・頻尿、家庭内暴力、場面緘黙（選択性緘黙）、チック、拒食症、過食症などで相談・治療が必要な状態を情緒障害として、支援の対象としてきました。

　一方、以前まで、文部科学省では情緒障害を「情緒の現れ方が偏っていたり、その現れ方が激しかったりする状態を、自分の意志ではコントロールできないことが継続し、学校生活や社会生活に支障となる状態」と定義し、情緒障害特別支援学級の対象としてきました。しかし実際は、自閉症や学習障害などが情緒障害特別支援学級に在籍していることが多いため、2009年の通達により、情緒障害特別支援学級の名称は、自閉症・情緒障害特別支援学級にあらためられました。

　現在、特別支援学級には障害の種類によって、弱視、難聴、知的障害、肢体不自由、病弱・身体虚弱、言語障害、自閉症・情緒障害の7種類の学級があります。

第3章

発達障害への対応

第3章 発達障害への対応

発達障害への対応

発達障害と診断されたり、その傾向が疑われる場合には、いったいどんな対応ができるのでしょうか。あるいは、どんな支援が用意されているのでしょうか。

発達障害の支援整備はまだまだ発展途上

▶ 日本の障害者施策で、障害は大きく身体障害、知的障害、精神障害の3つに分類されており、以前まで発達障害は支援の対象ではありませんでした。2005年に**発達障害者支援法**が施行されたことにより（2016年に改正）、**発達障害**の支援が本格的にスタートしました。**発達障害者支援法**では、発達障害の「早期発見」「早期の発達支援」「教育、就労の支援」「権利擁護」「家族支援」などに取り組むことが義務付けられています。また、支援法により、都道府県と政令指定都市には**発達障害者支援センター**が設置されました[※1]。

▶ しかし、地域によって取り組みには格差があります。いまだに**発達障害**を診断できる医師や診断後に通える療育機関や相談施設が不足している地域もあります。とくに、大人の発達障害への支援は、著しく遅れているのが現状です。

▶ **発達障害**の支援の目的は「発達障害を治す」ことではありません。いちばんの目的は、認知の特性からくる生き辛さや、生活上の困難を軽減し、本人らしさを大切にしながら「QOL（生活の質）」をあげることです。

※1 発達障害者支援センター
現在、すべての都道府県・政令指定都市に、発達障害者支援センターが設置されており、相談・支援の中核を担っています。療育に力を入れているセンターもあれば、成人のデイケア・就労支援などを行うところもあり、事業内容はさまざまです。

※2 入院治療
二次障害がひどく「家族への暴力がエスカレートしている」「自傷行為がある」など、本人や家族への危険性が高い場合は、入院治療が検討されることもあります。

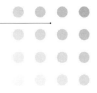

医療機関や支援機関がサポート

▶ **発達障害**と診断された多くの人（子ども）が、医療機関や支援機関などで、継続したサポートを受けています。

▶ 医療機関で行われる治療の中心は、**認知・行動療法**などのプログラムと二次障害に対する**薬物療法**です。しかし、皆に効果があるプログラムや、飲めば必ずよくなる特効薬は存在しません。本人や家族の状況にあわせて、改善の方法を探っていきます[※2]。

▶ 幼児期に診断された場合は、本人の生活上の困難を軽減するために、**療育**が有効だと考えられています[※3]。**療育**は医療機関のほか、福祉施設や子育て支援機関でも行われています。

▶ 学齢期は**特別支援教育**により、特性にあわせた教育を受ける権利が保障されています。しかし、教員の姿勢や管理職の考え方、子どもの人数などにより、学校の状況には格差があるのが現状です。

▶ 成人の場合、中には、障害がわからないままに成長し、就労で失敗したり、ひきこもりや、抑うつ状態に至った末、相談機関から紹介され精神科を受診し、障害が判明する人もいます。

▶ 医療機関や支援機関によるサポートだけでなく、家族をはじめとする周囲の人が**発達障害**の特性を理解し、それぞれの認知の特性にあった情報提供を試みたり、生活しやすい環境をつくっていくことが、ひじょうに重要です[※4]。

※3 発達障害者支援法と早期支援

第6条に「都道府県は、発達障害児の早期の発達支援のために必要な体制の整備を行うとともに、発達障害児に対して行われる発達支援の専門性を確保するため必要な措置を講じるものとする」と規定されています。

※4 支援の基本

診断の有無にかかわらず、発達障害の特性をもつ相手に対しては、その特性にマッチした情報提供を行ったり、苦手なことをカバーする思いやりをもつことが大切です。

第3章 発達障害への対応

療育

発達障害の子どもが自分の特性を生かして、その子のペースで社会参加を目指すには療育が重要であると考えられています。

成長や特性に応じて、必要なスキルをはぐくむ

▶ **療育**の語源は、「治療」と「教育」です。
▶ 発達障害の特性そのものは治療の対象ではないため[※1]、**療育**によって、子ども自身の**QOL（生活の質）**を高めることに重点が置かれます。**二次障害を予防する**ためにも、できるだけ機を逃さず介入する**早期療育**が有効だといわれています[※2]。
▶ 方法としては、**ソーシャルスキルトレーニング（SST）**、**認知・行動療法**、**応用行動分析（ABA）**、**感覚統合療法**などが代表的です。
▶ 小集団で行うものもあれば、個別のプログラムもあります。いずれも、発達上の偏りに働きかけながら、それぞれの成長に応じたスキルの取得をサポートします。
▶ **療育の目的**は、欠けている能力を訓練によって身につけさせ、健常児に近づけようとすることではありません。潜在的な力を引き出し、社会生活を楽に送るための工夫ができるよう手助けすることが大切です。子どもの発達や認知の特性に応じた療育のためには、丁寧なアセスメントを行うことも重要です。

※1 発達障害の治療
発達障害の特性そのものは、特異なスキルや才能に結びつく可能性もある個性のひとつであり、治療の対象ではありません。療育の目的は、生活上の苦労を軽減し、二次障害を予防することです。

※2 早期療育の意味
とくに乳幼児期には、その障害特徴が明らかでなく、診断に至らない場合も考えられます。診断のあるなしにかかわらず、療育的な介入を行いながら、家族を支え、子どもの発達を見守る姿勢が重要です。

乳幼児健康診査

全国の市町村で実施されている乳幼児健康診査は、保健師が子どもの発達の偏りや遅れに気づいたり、発達に関する親の相談にのる場として、活用されています。

発達のチェックのほか、相談や気がかりな子のフォローも行う

- ▶ 1歳6ヶ月健診では、**知的障害**や**発達障害**の早期発見のための検査も行われています。言葉の発達を調べるために、ほとんどの自治体で、表出言語、理解言語、指さし、呼名への反応などを確認します。そのほか、愛着行動、ほかの子どもへの関心などについて確認している自治体もあります。
- ▶ また発達障害は幼児期から12歳ぐらいまでに症状があらわれることが診断基準になっているため、3歳児健診でも**ADHD**の発見を視野に入れている自治体も増えています。多動、注意・集中、音への反応、目つきなどについて確認します。
- ▶ 健診時に子どもに対して簡便な発達検査などを行っている自治体もあります[※1]。また、健診会場で集団や他児とのかかわり、あるいは親子の様子を観察することもあります[※2]。
- ▶ そのほか、1歳6ヶ月健診や3歳児健診での発見が難しいとされる、知的障害をともなわない発達障害の把握を目的にした5歳児健診を実施している自治体もあります。

※1 乳幼児健康診査を行う専門職
乳幼児健康診査は、ほとんどの自治体で保健師が行いますが、心理職、医師、保育士などがかかわる場合もあります。また、言語聴覚士、作業療法士などの専門職や、特別支援学校の教諭などが立ち会う場合もあります。

※2 乳幼児健康診査のフォローアップ
乳幼児健康診査の結果、個別の心理（発達）相談を必要としている母子に対して個別相談の場を設けている自治体も増えています。児童相談所、保健所、医療機関、療育機関などを紹介したり、保育園・幼稚園を訪問するなどのフォローが行われます。

第3章 発達障害への対応

認知・行動療法

CBT : Cognitive Behavioral Therapy

人間関係や社会生活に悪影響を及ぼす思考パターンや、思い込みを修正し、自分や周りにとって快適な行動を選べるように促していく療育方法です。

生活を困難にする認知の偏りや行動を修正していく

▶ ものごとを必要以上に否定的にとらえたり、激しい思い込みをもつなどで、生活に支障をきたしている**発達障害**の人に有効だと考えられている精神療法です。

▶ 認知の偏りを修正し、柔軟な思考パターンを身につけられるように導くのが**認知療法**で、認知の特性に基づいた行動を修正していくのが**行動療法**です。現在は、認知療法と行動療法を組み合わせた、**認知・行動療法**が主流になっています。

▶ たとえば、不登校の子どもの場合、「先生に嫌われている」と思い込んでいたり、「勉強についていけなかったら困る」と過剰な不安をもっていたり、「失敗して怒られる」といった誤った予測をたてていることが緊張を強め、腹痛や頭痛などの身体症状につながったり、**気分障害**のきっかけになる場合があります[※1]。

▶ 予測や判断、価値観などの認知の特性を分析しながら、主体的な問題解決をはかり、情緒の安定や行動の修正をはかります[※2]。

※1 認知・行動療法の対象者
基本的には対話を通してその背景にある認知の偏りを分析し、修正していくので、ある程度の言語理解能力が必要です。

※2 セルフコントロール
さまざまなプログラムを実施しながら、「自分の考え方を柔軟に変えることで、情緒や行動はコントロールできる」ということを自覚できるように促していくことが、認知・行動療法の大きな目標です。

応用行動分析

ABA：Applied Behavior Analysis

発達障害に活用される代表的な療育方法として、応用行動分析学に基づくプログラムABAが知られています。

望ましい行動をひきだし、維持していく

▶ **応用行動分析（ABA）** は心理学の1つの学問分野であり[※1]、発達障害の指導方法ではありません。「人間の行動は学習によって獲得されたものであり、不適応な行動は誤った学習の結果として起こる」という考え方に基づいています。

▶ 望ましい行動の獲得（コミュニケーション、食事・排泄などの生活スキル）、望ましい行動の維持、問題行動（自傷、他害、こだわりなど）の減少の3つを主な目標にします。

▶ 出来ない行動や不適切な行動を変えることだけに重点を置くのではなく、子どもが出来る適切な行動を増やしていくことで、相対的に不適切な行動を減らしていくという方法を取ります[※2]。

▶ なぜ特定の行動が起こるのか、起こらないのかを分析し、より望ましい行動が起こりやすくなるように環境を調整したり、行動が起きたあとの結果を変えることで、意欲やよりよい行動をひきだしていきます。

※1 応用行動分析学とは？

応用行動分析は、アメリカの心理学者B. F. スキナーらが提唱した行動分析学を、社会的に重要な問題の解決に活用する科学です。

※2 ABAに基づく療育技法

人間の行動は、「刺激」「行動」「結果」という3つの要素から成り立っていると考え、好ましい行動に対してほうびとなる刺激（強化子）を与えることで行動を修正していく方法が知られています。

ペアレントトレーニング
Parent Training

ペアレントトレーニングは、子育てにストレスや深刻な悩みを抱えている家族を支援する、行動療法のひとつです。ADHDや自閉症スペクトラムへの対応に活用が拡がっています。

発達障害の子にじょうずに対応するスキルを学習する

▶ 主にグループで行われる行動療法のひとつです。親が子どもの行動の背景にある心理やパターンを理解・分析し、問題行動に適切に対応できるスキルを獲得することを目的としています[※1]。

▶ たとえば、子どもが外出先で強いこだわりを示して周囲に迷惑をかけたり、衝動的な行動でけんかになったり……。発達障害の子どもの親はたびたび強いストレスにさらされる場面に遭遇します。そんな時、つい感情的に子どもを怒ったり、「障害だから仕方ない」とあきらめてしまいがちです。そのため、問題と思われる行動はますますエスカレートしたり、あるいは反抗的になったり、親子の信頼関係がきずけなくなる悪循環に陥ることも考えられます。

▶ 子どもの行動を整理しながら、それぞれにどう対応すれば効果的なのかを学んでいきます[※2]。親子関係の改善や家族支援の効果も高いことから、ADHDや自閉スペクトラム症をはじめとする発達障害への活用が広がっています。

※1 ペアレントトレーニングの考え方
問題行動に至った状況や理由を「きっかけ」「行動」「結果」という3つのステップで分析していき、子どもの行動にダイレクトに働きかけるのではなく、事前の状況や行動後の対応を工夫していきます。

※2 子どもの行動への対応
基本的には、「好ましい行動」＝「ほめる」、「好ましくない行動」＝「無視」あるいは「やめたらほめる」、「すぐに止めるべき行動」＝「警告」「制限を与える」と分けて、対応します。

ソーシャルスキルトレーニング

SST：Social Skills Training

SSTはソーシャルスキルと呼ばれるコミュニケーション技術を向上させることによって、困難さを解決しようとする支援プログラムです。

対人関係を中心とするコミュニケーション技術をアップ

▶ 対人関係を中心とする社会生活スキルや、身辺自立のために必要なスキルを学習する**認知行動療法**のひとつです。対人関係に困難をもちやすい自閉スペクトラム症やADHDなどの支援に取り入れられることが増えています[※1]。

▶ いくつかの手法がありますが、概ね、身につけるべき行動について、ありがちな成功例や失敗例を示す（モデリング）、実際に場面を設定して演じてみる（ロールプレイ）、評価する（フィードバック）などがパッケージになっています。

▶ 自分や他人の気持ちに気づく・気持ちを伝えるなどコミュニケーションのスキル、衝動性の抑制・怒りのマネジメントといった情緒のコントロール、友だちと楽しく遊ぶ方法・ルールに従うことなど集団参加のスキルなど、多彩なプログラムがあります。

▶ 一般的には少人数のグループで行います。医療機関や療育機関などの施設で実践されており、教育現場にも広がっています[※2]。

※1 自閉症へのSSTの活用

自閉スペクトラム症に対するSSTの活用について、よく問題とされるのが一般化の困難さです。応用が苦手な自閉スペクトラムの子どもたちは、SSTで学んだことを臨機応変に活用することが難しく、学んだことを使いこなせない傾向が指摘されています。

※2 教育現場でのSST

特別支援教室や通級による指導で、少人数グループによるSSTを行うところが増えています。通常級では、道徳の時間などでSSTの手法を取り入れているケースも報告されています。

第3章 発達障害への対応

TEACCH

自閉症に配慮した環境づくりを推進する、ノースカロライナ州ではじめられた支援サービスがTEACCHです。すぐれたモデルとして、日本にも広がりました。

ひとつの療育手法を示す言葉ではなく、支援の概念モデル

▶ **TEACCH**はTreatment and Education of Autistic and related Communication handicapped Children の頭文字をとった略語で、「自閉症および関連領域のコミュニケーションに障害をもつ子どもたちの治療と教育」という意味です。
▶ 特定の療育手法だけを示す言葉ではなく、人権を尊重する理念を基本に、自閉症の障害特性に配慮した環境づくりを目指し、障害を通した総合的・包括的な支援サービスを構築するための概念モデル(考え方の枠組み)を指します[※1]。
▶ 1960年代よりアメリカ・ノースカロライナ大学医学部精神科TEACCH部を中心に実践され、1972年にノースカロライナ州の自閉症児・者に対する生活支援制度に指定されました。
▶ **TEACCH**の支援手法のうち、もっとも有名で、多くのケースから効果が実証されているのが**構造化**です[※2]。自閉症の人たちが安心し、自立して行動できるように、認知特性に応じて、環境をわかりやすく再構築し、情報提供を行うことをいいます[※2]。

※1 TEACCHの個別化

TEACCHの重要な基本理念のひとつに"個別化"があります。丁寧なアセスメントを行った上で、個別の教育プログラムを作成し、個性や特性にあわせた支援を行っていくことが基本となっています。

※2 TEACCHの構造化

活動の流れや目的を示す「ワークシステム」、予定を可視化する「スケジュールの構造化」、教室を物理的に区切るなどの「物理的構造化」、視覚優位の人たちのために、絵カードなどでわかりやすく情報を提供する「視覚的構造化」などがあります。

感覚統合療法

SI：Sensory Integretion

感覚統合療法は、発達障害の療育によく使われている作業療法です。遊びを通して、感覚の偏りやアンバランスに働きかけ、行動を調整していきます。

感覚の偏りから発達障害をとらえた作業療法のひとつ

- 自分の身体を動かしたり、道具を使ったり、会話をしたりするためには、脳が情報としてインプットしたさまざまな感覚を、うまく整理し、的確にアウトプットしていくこと＝「感覚統合」が必要です。**感覚統合療法**は、このプロセスに注目した療育方法で、アメリカの作業療法士エアーズ（J.Ayres）により構築されました。
- 感覚統合がうまく機能しないと、同時に情報を処理しながら身体を動かすことなどが困難になり、このことが発達にさまざまな影響を及ぼします。
- たとえば、多動、注意散漫、マイペースで指示が入りにくい、ルールが守れない、感情のコントロールが苦手などといった課題の背景には、感覚統合の不全があると考えます。
- そこで、感覚の偏りやアンバランスさについてアセスメントを行い[※1]、課題とされる行動の背景にある感覚統合不全を推察します。そのうえで、さまざまな遊びを通して感覚に働きかけ、子どもの自発的な適応行動を引き出していきます。

※1 **感覚統合療法のアプローチ**
たとえば「落ち着きがない子」を感覚統合の視点で考えると、脳が刺激を感じにくく、刺激をほしがっている状態ではないかと仮定できます。トランポリンをとぶなど、刺激の強い運動を行うことで、集中力が増し、落ち着いていられることがあります。

第3章 発達障害への対応

ピアサポート
Peer Support

ピアとは仲間を意味する言葉で、同じ立場にある当事者同士の相互支援を、ピアサポートと言います。

同じ悩みを抱えた仲間同士で支え合う

▶ 同じ悩みや症状を抱えた当事者同士が、互いの経験を語り合い、問題の解決や回復に向けて協同的にサポートを行う取り組みを**ピアサポート**と言います。**自助グループ**、**セルフヘルプ**活動などといわれることもあります[※1]。

▶ 発達障害の**ピアサポート**を目的にした会が各地で立ち上がっており、ミーティング形式の茶話会や、勉強会・研究会などが開催されています。発達障害当事者の会、発達障害の子どもをもつ親の会だけでなく、発達障害の配偶者の会（カサンドラの会）、きょうだいの会なども増えています。広く参加者を募っている会もありますが、限定（クローズド）の会もあります。

▶ 普段はなかなか口にできない悩みを話せたり、発達障害の特性を持つ人たちならではの「あるある話」に盛り上がったり、課題解決のヒントを得たり、**ピアサポート**ならではの効果が期待されています[※2]。

※1 ピアカウンセリング
同じ立場の人が、相談に応じることをピアカウンセリングといいます。発達障害分野でのピアカウンセラーの養成を行っている団体もあります。

※2 制度の中での位置づけ
障害者権利条約ではハビリテーション（社会参加に必要な能力の習得）及びリハビリテーションの一環としてピアサポートが位置づけられているほか、障害者総合支援法の中にも、ピアサポートの強化が明記されています。

心理職（カウンセラー）

専門的な知識をバックボーンにして、カウンセリングや、発達相談を行ったり、療育を担当する心理のプロが心理職です。

療育から家族支援までかかわる心理の専門家

▶ **心理職**とは、発達心理学や臨床心理学をベースにして、相談や支援を行う専門家のことです。発達障害の支援を行う心理職としては、**臨床心理士**や**臨床発達心理士**などが知られています[※1]。

▶ 精神科・心療内科などの医療現場では、医師と連携して家族の相談に応じたり、**アセスメント**を行ったり、**療育**を担当します。

▶ 保健分野では、保健所・保健センターや児童相談所・子育て支援センターなどで**発達相談**に応じたり、**療育**を担当します。

▶ 教育機関では、**スクールカウンセラー**として学校に配置されているほか、教育相談室・大学学生相談室などで相談に応じます。また、そのほかの専門職とともに専門家チームとして**巡回相談**を担当することもあります。

▶ 発達障害の支援においては、当事者のみならず、難しい子育てに困窮しやすい、家族のメンタルヘルスケアも重要な課題であり[※2]、心理職の活躍が期待されています。

※1 心理職の資格
これまで心理職の国家資格は存在せず、日本臨床心理士会や日本臨床発達心理士会などが独自に資格認定を行っていましたが、2015年「公認心理師法」が成立し、国家試験がスタートします。

※2 家族支援
「育てにくい子」の子育てに翻弄されがちな家族をサポートするために、子育て支援における心理職の活用が提言されています。乳幼児健診などの場でも、発達障害に熟知した心理職が相談にあたることの有効性が報告されています。

第3章 発達障害への対応

言語聴覚士

ST：Speech Language Hearing Therapist

STは、言葉や聞こえ、コミュニケーションに困難をもつ人を支える専門職です。今後は、発達障害に詳しいSTが増えていくことが望まれています。

特性にあわせたコミュニケーションスキルをはぐくむ

▶ 言葉や聞こえ、コミュニケーションなどの支援を行うのが、**言語聴覚士**の仕事です。厚生労働省が認定する国家資格で、通称**ST**（エスティー）と呼ばれています。

▶ STの多くは高齢者や脳血管障害による失語症などのリハビリテーションにかかわっています。子どもの支援を行うSTは、まだまだ少ないのが現状ですが、医療機関、療育機関、保健所、児童相談所、障害者施設などで活躍しています。最近は、「言葉が遅れている」など、**発達障害**に関するSTへの相談が急増しており、**乳幼児健診**で相談にあたる**ST**も少しずつ増えています[※1]。しかし、残念ながら教育現場にかかわるSTはごく少数です[※2]。

▶ STは、発達に心配な点がある子どもに対して、知能・発達検査などを使いアセスメントを行い、ニーズを把握します。そのうえでニーズにあわせた課題を提供しながら、**コミュニケーション**に対する意欲をはぐくんでいきます。

※1 発達障害のサポート
認知の特性をもつ発達障害の子どもにとって、コミュニケーションの確保、安心できる環境作りは、とても重要です。その子どもの特性に応じたわかりやすいコミュニケーションのとり方を助言することも、STの役割のひとつです。

※2 教育現場におけるSTの活用
特別支援学校や「きこえとことばの教室」などの特別支援学級で指導にあたるほか、心理職などとともに専門家チームのメンバーとして、巡回相談を行うSTも存在します。しかし、まだまだ教育現場にかかわるSTは少ないのが現状です。

作業療法士

OT : Occupational Therapist

OTは、子どもと一緒に遊びながら、主体的な活動を引き出し、運動能力の発達を促すだけでなく、さまざまなスキルをはぐくんでいきます。

遊びなどの作業を通して主体的な発達を促す

- ▶ **作業療法**とは、遊びや学習などの作業を通して、身体および精神上の問題を改善するリハビリテーションの一種。作業療法士は厚生労働省管轄の国家資格で、**OT**（オーティー）と呼ばれています。
- ▶ 医療機関のほか、リハビリテーションセンター、障害児施設、特別支援学校、幼稚園や保育所などで働いていますが、発達障害を専門に支援するOTが増えていくことが期待されています。
- ▶ 自分の身体がうまく使いこなせていない発達障害の子に対して、一緒に遊びながら[※1]、苦手なこと、困難さなどをとらえ、発達を促します。また、ゲームやグループ活動などを通して情緒の安定、自分をコントロールするスキル、コミュニケーションする力などをひきだし、対人関係や社会性の向上をめざします。学習支援の場でも**OT**の活躍が期待されています[※2]。
- ▶ 発達障害の子どもに対する作業療法で、よく知られているものに**感覚統合療法**があります。

※1 OTが利用する遊具

トランポリン、積み木、ボールプール、平均台、鉄棒、ブランコなど、さまざまな遊具を利用しながら、身体感覚の発達を促していきます。

※2 OTによる学習支援

手先が不器用な子には鉛筆にクリップをつけて、じょうずに握る練習をしたり、形の識別ができない子にはパズルや工作を使うなど、細やかにサポートします。

第3章 発達障害への対応

オプトメトリスト
Optometrist

LDなどの原因のひとつに考えられている、視覚機能全般のトレーニングを行う専門職です。教育現場で注目されていますが、日本には正式な資格がありません。

トータルビジョン（視覚機能全般）のトレーニングを行う

▶ 眼科医は「視力が正常か？」「眼の病気がないか？」といった健康状態を重視しますが、**オプトメトリスト**は「目をうまく使って効率よく見ているか？」「見たものは正確に脳に伝わっているか？」といった、**トータルビジョン（視覚機能全般）**[※1]に着目します。

▶ オプトメトリストは**視覚認知機能**の専門家として欧米では広く知られている職業ですが、日本ではまだ正式な資格として認められていません。

▶ 視力も良く、病気がなくても、うまく眼が動かせなかったり（**眼球運動障害**）、両目で見たものが一つにまとまらなかったら（**両眼視機能異常**）、ものを正しくとらえることはできません。また、視機能に問題がなくても**視覚情報処理**に問題があれば、正しく認識することができません。そのため、文字を読むのに時間がかかる、漢字が覚えられないなどの問題があらわれることがあります。

▶ **オプトメトリスト**は、**トータルビジョン**のどこに問題があるかを検査し、より良く機能させるために、トレーニングを行います[※2]。

※1 トータルビジョン（視覚機能全般）	※2 視覚機能のトレーニング
視機能は、情報を取り入れる入力系（ものを見る）、入力した情報を処理する視覚情報処理系（ものを認識する）、情報を運動機能に伝える出力系（見たものから、読む、書くなど）から成り立っています。	薬や手術といった手法を用いず、「ビジョンセラピー（Vision Therapy）」あるいは「ビジョントレーニング（Vision Training）」と呼ばれる手法を用い、自然な回復を促します。

ソーシャルワーカー
Social Worker

さまざまな相談にのりながら、問題解決を助けるソーシャルワーカーは、いじめ、虐待など、複合的な問題を抱えやすい発達障害の支援でも期待される存在です。

権利に配慮しながら、生活を援助する専門家

- 主に、子ども、障害者、高齢者、低所得者など、社会的に不利な立場に置かれた人の相談とサポートを行う福祉の専門家です。資格としては、**社会福祉士**及び**精神保健福祉士**があります[※1]。
- 保健福祉施設、児童相談所などに、**ソーシャルワーカー**が配置されているほか、医療機関には**メディカルソーシャルワーカー**が配置されていることがあります。発達障害支援の分野では、生活上のさまざまな問題に対して家族や当事者から相談を受けたり、どのような資源が使えるのかアドバイスを行ったり、施設などを紹介し、その人の権利を守り自立を助けるのが主な業務です。
- 文部科学省は現在、いじめ、不登校、家庭内暴力など、**発達障害**にも複雑に絡まる子どもの問題を解決していくには、**スクールソーシャルワーカー**が有効と考え、配置を進めています[※2]。
- 虐待、貧困、親の抑うつ状態など家庭内の問題が社会問題になっているため「保育園や幼稚園、子育て支援センターなどに、**ソーシャルワーカー**が配置されるケースもあります。

※1　ソーシャルワーカーの定義
従来は社会福祉士を指していましたが、精神保健福祉法の制定により、精神医学ソーシャルワーカーの国家資格として精神保健福祉士が位置付けられました。広義には社会福祉事業にたずさわる人の総称として使用されています。

※2　スクールソーシャルワーカー
文部科学省は2008年度より「スクールソーシャルワーカー活用事業」を実施。スクールソーシャルワーカーの配置を進め、「スクールソーシャルワーカー実践活動事例集」を作成しています。

第3章 発達障害への対応

支援に関する Q&A

Q 3歳児検診で、「発達障害の傾向がある。専門の医療機関を紹介します」と言われました。順調に発達していると思っていたので寝耳に水の状態です。とても不安なのですが、すぐに病院に行った方がいいのでしょうか？

A 発達障害か否かはともかくとして、何らかの課題がみられたのであれば、専門の医療機関で相談するのは無駄ではないでしょう。発達障害の特性を知り、早期から対応することで、本人の苦痛や困難を軽減したり、潜在的な力を伸ばすことができます。

Q 自閉症の3歳の息子がいます。保健所で一緒だった友人が、ある有名な療育をやっている療育施設にはまり、「すごくいいから、一緒に通おう」と強引に誘ってくるのですが、入会金が高いので、「どうしようか…」と躊躇しています。

A 発達障害と一言でいっても、いろんなタイプの子どもがいます。ですから、A君に効果があった療育が、B君にも必ず効果があるとは限りません。また、何を目標にするかによっても、違ってくるでしょう。ですから、できるだけ柔軟に考え、お子さんに合った療育方法を探されることをおすすめします。入会金が高いのであれば、入会する前に体験入学などを利用したり、まずは勉強会などに行ってみたり、息子さんにマッチしそうかどうか、試してみてはいかがでしょうか？

Q 35歳の男性です。うつ病になったことをキッカケに発達障害と診断されました。抗うつ薬を服用しながら、カウンセリングを受けていますが、まったく症状は改善されません。早く職場に復帰したいので、医者を変えた方がいいのでしょうか？

A　どうしても今の主治医の治療方針に納得できなかったり、気軽に相談できる環境にない場合は、セカンドオピニオンを受けてみてもいいでしょう。しかし、うつ病の治療に効果がみられるまでには、ある程度の時間が必要です。「少しでも早く改善したい」と願う気持ちはわかりますが、焦って病院を渡り歩くドクターショッピングに陥るのは得策とはいえません。今は、うつ症状の治療と同時に、障害の特性を知り、自分にあったライフスタイルを見つける絶好の機会ではないでしょうか。ちょっと腰をすえて、治療に向き合う心がまえも大切です。

Q　職場の後輩に「アスペルガー症候群ではないかな？」と思う人がいます。パソコンのプログラミングに関しては優秀なのですが、何度、教えても簡単な会社のルールが覚えられなかったり、書類の提出を忘れてしまったり…。みんなの足を引っ張る行動が多いので困っています。本人も自信をなくし、悩んでいるようです。医師にみてもらうようアドバイスを行う方がいいのでしょうか？

A　まずは、後輩が仕事をしやすいように職場の環境を整えてあげてください。手順が覚えられない、書類の提出を忘れるのは、ワーキングメモリの問題かもしれません。口頭で伝えるだけでなく、メモしたものを渡し、机のよく見える場所に張ってもらうなど、工夫してみてはどうでしょうか。最初は面倒だと思われるかもしれませんが、少しの配慮で、みなの仕事の効率をあげることができるのです。その上で、医師への相談がベターだと思われるのであれば、「配慮してもらったことで助かった」という経験を経て、本人が自分の特性を自覚しはじめた頃が、チャンスではないかと思います。産業医がいる場合は、まず産業医に相談してみてはいかがでしょう？

第3章 発達障害への対応

薬物療法
Pharmaco Therapy

発達障害自体を治す薬はありませんが、派生したさまざまな症状に対して、薬物が用いられることがあります。症状のあらわれ方により、処方される薬は違います。

本人や家族が困っている症状を緩和する

- 「眠れない」「不安が強い」など本人の辛さを緩和したり、「暴力をふるう」「ものを壊す」など、本人や他人に危害を加える行動を軽減するために、薬が用いられることがあります。ただし、その**作用には個人差があり、副作用のリスクもあるため、薬は必須の治療法ではありません。**
- 処方される薬物には、**抗精神病薬、抗うつ薬、気分調整薬、抗不安薬、抗てんかん薬、中枢神経刺激薬**などの**ADHD治療薬、睡眠薬**[※1]のほか、さまざまな種類[※2]があり、それぞれ特定の症状を改善したり、緩和する効果があります。
- 当事者の置かれている環境の影響で問題とされる行動が出てしまうことも多いので、薬物だけに頼るのではなく、まずは環境を調整することが、ひじょうに重要です。
- 最近、副作用が比較的少ないといわれる薬が開発されています。しかし、副作用のあらわれ方にも個人差があり、どんな薬も副作用がまったくないわけではありません。中には依存性が指摘されている薬もあります。
- 発達障害の当事者(とくに子ども)や知的障害の重たい人の中には、身体

※1 睡眠薬

「睡眠導入剤」「睡眠導入薬」とも呼ばれています。最近では抗不安薬のなかで、睡眠の効果があるものを処方することもあります。安全性は高いといわれる一方で、習慣性が強かったり、種類によっては副作用が認められるものもあります。

※2 薬物療法に用いられるその他の薬

症状に合わせて、脳機能調整薬、ビタミン剤(ビタミンB6、ビタミンB1、パントテン酸、ナイアシンなど)、ホルモン剤などが用いられることもあります。

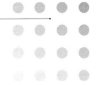

の変調を把握できなかったり、うまく伝えられない人もいるので、より慎重な管理が必要です。
▶ 薬物の特徴をよく知っておくと同時に、心身の状態に異変がみられた場合には、すぐに主治医に相談しましょう。

薬物療法に用いられる主な薬

名前	効果	一般名（製品名）
抗精神病薬 Antipsychotics	攻撃性を抑える、興奮をしずめる	リスペリドン（リスパダール） クエチアピン（セロクエル） ハロペリドール（セレネース） ピモジド（オーラップ） プロナンセリン（ロナセン） オランザピン（ジプレキサ） ペロスピロン（ルーラン） アリピプラゾール（エビリファイ）
抗うつ薬 Antidepressant		フルボキサミン（ルボックス） パロキセチン（パキシル） 塩酸セルトラリン（ジェイゾロフト）
気分調整（安定）薬 Mood stabilizer	躁状態を改善する、攻撃的な態度や不機嫌な状態を軽減する	炭酸リチウム（リーマス） カルバマゼピン（テグレトール） バルプロ酸（デパケン）
抗不安薬 Anxiolytic	不安や緊張を緩和する	ブロマゼパム（レキソタン） ジアゼパム（セルシン） アルプラゾラム（コンスタン） エチゾラム（デパス）
抗てんかん薬 Anticonvulsant	てんかん発作を止める	カルバマゼピン（テグレトール） バルプロ酸（デパケン）
睡眠薬 Hypnotic、 Sleeping pill	入眠・快眠熟睡を促す	トリアゾラム（ハルシオン） ゾルピデム（マイスリー） ゾピクロン（アモバン） クアゼパム（ドラール） ハロキサゾラム（ソメリン）
ADHD治療薬	落ち着きがなく、じっとしていられないなどの状態を緩和する	メチルフェニデート塩酸塩徐放剤（コンサータ） アトモキセチン塩酸塩（ストラテラ）

第3章 発達障害への対応

抗精神病薬

素行（行為）障害の治療にもっともよく使われる薬です。パニックを起こしやすい、興奮しやすいなどの症状が強いときにも処方されます。

頻繁なパニックや攻撃的な行動を抑える

▶ もともとは**統合失調症**などに用いられる薬で、興奮、幻覚、妄想といった症状の治療に使われます。「強力安定剤」「メジャートランキライザー」とも呼ばれることがあり、服用によって症状を緩和します[※1]。

▶ たとえば、頻繁にパニックを起こす、物を壊す、攻撃的な行動が多いなどの症状に対して、ある程度の効果を期待できます。

▶ 一般的には**リスパダール**が知られていますが、そのほか**セロクエル、ジプレキサ、エビリファイ、ロナセン**なども使われています[※2]。

▶ これらは比較的、副作用の弱い薬と考えられていますが、服用を始めて間もない頃に、けいれん、高熱、発汗、頻脈などの副作用がおきることがあります。また、長期にわたって服用していると、体重の増加や便秘がみられることもあるため注意しましょう。

▶ 年齢や体重、症状などにより薬の作用が異なるので、主治医と相談しながら、量を調整することが必要です。

※1 抗ドーパミン作用
神経伝達物質であるドーパミンの作用を抑える効果のこと。ドーパミンが過剰な状態になると、興奮状態となり、行動の制御が難しくなります。

※2 薬剤の種類
効果によって「高力価群」「低力価群」「非定型群」（リスパダール、セロクエル、ジプレキサなど）の3系統に分類できます。

抗うつ薬

元気がなくなる、気分が落ち込むなど、うつの精神状態を改善するために用いられる薬です。発達障害にみられるこだわりの軽減に使われることもあります。

気分が落ち込む、不安が強いなどの症状に効果がある

- もともとは、**うつ病**を治療するための薬です。**発達障害**の**二次障害**の症状として、うつ状態が見られるときに使用すると、状態を改善する可能性があるといわれています。
- 現在、**SSRI（選択的セロトニン再取り込み阻害薬）**(※1)が中心に使われ、一般的には、ルボックス、デプロメール、パキシル、ジェイゾロフト、サインバルタ（デュロキセチン塩酸塩）などの薬剤名で処方されます(※2)。
- **SSRI**は、うつ状態改善のほか、アスペルガー症候群などにみられる強いこだわりの症状を軽くするために使われる場合もあります。また、二次的な症状として起きる**摂食障害**、**強迫性障害**に対して用いられることがあります。
- 副作用として、口の渇きや目のかすみ、ボーッとしてしまう、頭痛、だるい、不安感、焦燥感、下痢、便秘、などが比較的多く見られます。種類によっては、稀に心臓の働きに問題が起きる例（三環系の薬剤の場合）もあります。

※1　SSRI（選択的セロトニン再取り込み阻害薬）

SSRIは、セロトニンの取り込みを調整する作用があり、一般的には従来の抗うつ薬と比べて副作用が少ないといわれています。

※2　薬剤の種類

抗うつ薬は、SSRI、SNRI（セロトニン・ノルアドレナリン(※3)再取り込み阻害薬）、三環系、四環系などの種類があります。

※3　ノルアドレナリン

注意や衝動性を担う脳機能に関係する、神経伝達物質のひとつ。ノルアドレナリンの量が増えることで、うつ状態が軽減します。

第3章 発達障害への対応

気分調整（安定）薬

パニックを起こす、気分が高ぶりすぎるといった精神状態を軽減するために使われます。「気分安定薬」と呼ばれることもあります。

興奮を収めるときに、使われることが多い

▶ もともとは、双極性障害・躁病などの治療薬で、気分の波を調整するために使われる薬です。気分の高揚といった躁状態のほかに、不機嫌な状態が続いたり、周囲に対してとても攻撃的になった場合などに用いられます。

▶ 処方される薬剤は、**リーマス**のほかに、抗てんかん薬である**テグレトール**や**デパケン**もよく使われます[※1]。

▶ 中でも**リーマス**は、眠気が出にくいという利点があります。ただし、副作用として、手が震える、パニックを起こす、食欲がなくなる、吐き気がする、口が渇く、下痢をする、だるくなるといった症状が見られることもあります。過量投与では「リチウム中毒」になり、けいれんや意識障害を起こすことがあります。

▶ 個人に合わせて適度な服用量を調整することが難しいので、主治医の厳格な管理の下で使う必要性がとても高い薬物です[※2]。

※1 **薬剤の種類**
躁病の治療薬としては、リーマスなどの炭酸リチウムしかありませんが、発達障害の二次的な症状には抗てんかん薬も使われています。

※2 **主治医の管理**
炭酸リチウムや抗てんかん薬を服用するときは、血中濃度のモニタリングを行います。

抗不安薬

不安な気持ちが極端に強くなるといった状態を軽減する薬物で、自律神経を安定させるなどの効果もあります。

不安感を軽減したり、緊張感を緩和する

- ▶ 強い不安や緊張、焦りなどを感じるときに、それらの感情を軽減するために処方される薬物です。
- ▶ 種類によっては、不安を和らげる効果のほかに、気分が落ち着く、眠くなる、てんかん発作を抑えるなどの効果もあるため睡眠導入薬、抗けいれん薬として使われることもあります。
- ▶ 一般的によく処方される薬剤として、**レキソタン、セルシン、コンスタン、デパス**などがあります[※1]。
- ▶ 眠くなる、ふらつく、身体に力が入らないなどの副作用がみられる場合があります[※2]。また、服用をはじめて一定期間が過ぎると、薬の効果が落ちてくることが知られているほか、依存性が強く数ヶ月以上使っていると、身体的にも精神的にも薬に依存してしまうことがあります。離脱症状も比較的強くやめることが難しい薬だといわれているので、その点については充分な注意が必要です。長期使用は控え、必要な時にだけ服用することが適切でしょう。

※1 薬の種類

抗不安薬として処方される薬には、ベンゾジアゼピン系とチエノジアゼピン系がありますが、主にベンゾジアゼピン系が処方されます。上記にあげた薬剤も、すべてベンゾジアゼピン系薬物です。

※2 副作用についての注意

特に重い知的障害のある自閉症の人が服用したときには、興奮したり、パニックを起こすことが知られています。

第3章 発達障害への対応

抗てんかん薬

てんかん発作を起こす場合に用いられる薬物で、てんかん発作を止める効果があります。抗けいれん薬と呼ばれることもあります。

てんかん発作の予防のために使われる

▶ **てんかん**の発作を止めるための薬です。脳波を調べた際にてんかん波がみつかったり、てんかん発作が起きている場合に用います。

▶ 脳波をもとに、症状が起きたときの状態を調べ、発作のタイプに合わせた種類の薬が処方されます。基本的には一種類の服用から始めますが、服用中の状態をみつつ、薬剤の種類や量を調整していきます[※1]。

▶ 一般的には、**テグレトール**や**デパケン**、**フェノバール（フェノバルビタール）**、**エクセグラン（ゾニサミド）**、**アレビアチン（フェニトイン）**などの薬剤が知られています。

▶ どの種類の抗てんかん薬でも眠気、ふらつき、めまいなどの副作用がみられるほか、薬剤の種類によっては、アレルギー反応や落ち着きがなくなることがあります[※2]。

▶ 規則的に長期間服用しなければならないケースが多い薬です。中断するとてんかん発作が再発したり、以前よりも悪化することもあるので、主治医の指導の下、厳密に服用する必要があります。

※1 減量と中止
服用中は、6ヶ月ごと、成人に達してからは12ヶ月ごとに脳波検査を行います。知的障害のある自閉症の場合、3～5年以上発作がなく、脳波が正常化したら徐々に減量し、中止することになっています。

※2 発達障害に処方する際の注意
多動を引き起こす可能性があるのは、フェノバール。デパケンを服用しているときは、グレープフルーツジュースを飲むと、効果が強く出てしまうことがあります。

ADHD治療薬

作業に集中できない、落ち着きないといったADHD症状に効果がみられます。薬を服用している間に周囲から適切に働きかけることで課題を解決していくことが大切です。

落ち着きがなく集中できない状態を改善する

▶ 代表的なものに、**塩酸メチルフェニデート**[※1]があります。じっとしていられない、衝動的な行動を取るといった**ADHD**の症状に処方されることが多い薬で、70～80%の人に効くといわれています。

▶ 以前はリタリンが主に使用されていましたが現在は処方されなくなり、12時間効果が持続する**コンサータ**が使われています。

▶ **コンサータ**は食欲不振、不眠、体重の減少、頭痛や腹痛といった副作用の可能性があり、依存性の問題も指摘されています。

▶ **コンサータ**よりは比較的効き目が穏やかな**ストラテラ**が処方されることもあります[※2]。即効性はありませんが、依存が発生しにくいというメリットがあると考えられています。ただし、食欲不振、不眠、イライラなどの副作用も懸念されているので、特に低年齢期からの服用は、慎重に医師と相談しましょう。

※1 塩酸メチルフェルニード
中枢神経に働きかけ、ドーパミンの作用を増加させる薬物です。依存性が指摘されており、厳しい流通管理が行われています。

※2 薬の種類
コンサータはメチルフェニデート徐放剤、ストラテラはアトモキセチン塩酸塩。いずれも、ドーパミンの再取り込みを阻害する薬剤です。

第3章 発達障害への対応

セロトニン症候群

抗うつ薬などセロトニンの取り込みを調整する薬剤を使っている人の一部でみられる症状です。薬剤の種類を変更したときなどに、起きることがあります。

抗うつ薬の服用で起きる可能性がある

▶ **セロトニン**(※1)とは、**うつ病**などの病気と大きな関係があるといわれている脳内伝達物質の一種です。うつ状態の治療には、**セロトニン**の取り込みを阻害する**抗うつ薬**などを使いますが、発達障害の人にも、二次的なうつ状態を軽くするために、**セロトニン**の取り込みを調整する薬剤を処方することがあります。

▶ 脳の中でセロトニンの濃度が高すぎると、**セロトニン症候群**になる場合があります。抗うつ薬の種類を変更したときに、**セロトニン**が増加してしまうことなどが原因です。

▶ 異常に汗が多く出る、ひどく緊張する、吐き気がする、手が震えるといった身体に起きる変化のほかに、興奮したり、パニックを起こすなどの精神的な症状があらわれることもあります。

▶ 特に**抗うつ薬**として**SSRI**を使っている人は、薬剤の種類を変更した場合などに**セロトニン症候群**に対する注意が必要です。原因になった薬剤を中止する、別の薬剤を使うといった対応で症状は改善します(※2)。

※1 セロトニンの働き
セロトニンが増えると、気分が落ち着くという効果があり、逆にセロトニンが不足すると、気分が高揚します。セロトニンの一部は脳内で再度利用される仕組みがあるため、再吸収を阻害すると、うつ状態を改善することができるのです。

※2 SSRIとセロトニン症候群
SSRIを使っている人が薬剤を変更すると、脳内のセロトニンが増加することがあります。また、SSRIを過剰に服用したときや、その他の薬剤との併用で起きる場合も考えられます。

薬に関するQ&A

Q 5歳の息子が自閉症と診断されました。服薬すると症状が改善されますか？

A 自閉症の特性それ自体は治療の対象ではなく、特効薬もありません。自閉症から派生して生活に著しい困難がある場合には、薬が処方される場合があります。行動に大きな問題がないのであれば、薬に頼るのではなく、療育や環境の調整を優先される方がいいでしょう。

Q 15歳の娘がSSRIを服用していますが、知人から「怖い薬だ。止めた方がいい」と忠告されました。子どもが服用した場合、どんな副作用があるでしょうか？

A 25歳未満がSSRIやSNRIを使うと自殺衝動が高まるという可能性が指摘され、一時期、話題になりました。ただし、まだ明確な知見は示されていません。使用する場合には、効果と副作用のバランスを考え、処方することになっています。気になる変化がみられた場合は、すぐに主治医に報告しましょう。

Q 大人のADHDにはどんな治療が行われていますか？

A 大人になるとADHDの症状は、ある程度軽くなるケースが多いといわれています。しかし、大人になっても日常生活でも問題を抱える場合はコンサータやストラテラによる薬物療法のほか、認知行動療法などで生活習慣を改善する方法があります。

Q 主治医の指示で、子どもの頃から長期にわたって薬を飲ませています。思春期になり、食欲不振、不眠、精神的に不安定などがみられ、副作用なのではないかと心配です。

薬に関する Q&A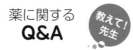

A とくに、子どもの長期服用は慎重に行う必要があり、症状にあわせて減薬したり、変更する方法もあります。気になる点があるときは、ためらわず主治医に相談しましょう。勝手な判断で服用を中断すると、かえって症状や副作用が悪化することもあります。どうしても主治医の治療方針に疑問がある場合は、セカンドオピニオン(別の医師に第二の意見を求めること)を受けるのも、ひとつの方法でしょう。

Q 薬を飲み続けることで薬に頼ってしまうのが不安です。

A すべての人にあてはまるわけではありませんが、一部には薬物依存の問題を抱える人もいます。精神的にも肉体的にも、薬に依存した結果、薬剤を過剰に服用(オーバードーズ)してしまい、身体の機能が損なわれたり、精神的な問題を引き起こすことがあります。発達障害の二次的症状に処方される薬のなかには、特に取り扱いに注意が必要なものもあるので、医師が定めた量をきちんと服用し、疑問がある時は相談することがとても重要です。

Q 自閉症にオキシトシンが有効と聞いたのですが、本当でしょうか

A オキシトシンは脳下垂体から分泌されるペプチドホルモンで、子宮収縮作用があるため分娩促進に使われていました。ハタネズミにおいて、「他者への信頼」「共感性」「寛大さ」感が増すという報告があり、脳内に働いて、自閉症の中核症状に有効に働く可能性があると考えられ、自閉症者への研究的治験が行われていますが結論は出ていません。飲み薬では分解されてしまうため、鼻から投与して使用します。

第4章

発達障害に対する教育と福祉

第4章 発達障害に対する教育と福祉

特別支援教育

LD、ADHD、アスペルガー症候群なども含む障害のある子ども一人一人のニーズを把握して困難を改善し、可能性を伸ばすために、特別支援教育が行われています

子どものニーズに応じた特別支援教育

- ▶ 以前まで、障害のある子どもの教育は**特殊教育**として、盲、聾、身体障害、知的障害など障害の種別や重さにより、盲・聾・養護学校や特殊学級に振り分けられていました。しかし、平成19年に**特別支援教育**が**学校教育法**に位置づけられ、すべての学校において、障害のあるなしにかかわらず、一人一人のニーズに応じた教育を実現する方向に転換がはかられました。
- ▶ 従来の盲・聾・養護学校は、**特別支援学校**に名称が変更され、在籍する生徒への教育を行うだけでなく、地域の幼稚園、小・中・高等学校に在籍する子どもたちの教育に関する助言・支援を行う、**センター的機能**も担うよう定義されました。
- ▶ **特別支援学校**以外で、障害をもつ子どもの教育を専門的に行うところとしては、**特別支援学級**、**通級による指導**、**特別支援教室**などがありますが、地域によって設置状況や名称が異なります。
- ▶ 支援を進めるための具体的な方法としては、**個別の教育支援計画**(※1)の策定、**特別支援教育コーディネーター**の配置(※2)、**広域特別支援連携協議会**(※3)等の設置などが、示されています。

※1 個別の教育支援計画

障害のある子ども一人一人のニーズを把握し、教育的支援の目標、指導の内容などを、保護者、担任、特別支援教育コーディネーターなど関係者が協議しながら、策定します。

※2 特別支援教育コーディネーター

特別支援教育では、子どもを担当する複数の教師、職員、保護者、外部の専門家などの連携が重要視されています。関係者の連絡調整を行うキーパーソンが特別支援教育コーディネーターです。

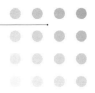

知的障害をともなわない発達障害の教育はいまだに課題

▶ **特別支援教育**では、これまで特殊教育の対象になっていた障害（視覚障害、聴覚障害、知的障害、肢体不自由、病弱など）だけでなく、「LD、ADHD、高機能自閉症を含めて障害のある児童生徒の自立や社会参加に向けて、その一人一人の教育的ニーズを把握して、その持てる力を高め、生活や学習上の困難を改善又は克服するために、適切な教育や指導を通じて必要な支援を行うものである」と定義されています。

▶ 教育現場における**発達障害**に対する認知度はあがり、モデルになるような実践も行われつつあります。しかし、特に通常級での支援については、まだまだ課題も多く[※4]、**発達障害**の子どもが不登校になったり、必要な教育支援を受けられていないケースもたくさん存在するのが現状です。

※3 **広域特別支援連携協議会**
障害のある子どもやその保護者への相談・支援にかかわる医療、保健、福祉、教育、労働等の関係部局・機関間の連携協力を円滑にするためのネットワークとして設置されることになっています。しかし、実際には設置されていない例も少なくないようです。

※4 **特別支援教育の現状**
なかなか進まない通常級での支援に見切りをつけた親が、手厚い支援を求めて転校するケースもあり、特別支援学級や特別支援学校へ通う子が増え、重度の自閉症など支援ニーズが高い子どもの支援が手薄になる状況も報告されています。

第4章 発達障害に対する教育と福祉

特別支援学級・通級による指導など

障害のある子どもの教育の場は特別支援学校だけではありません。子どものニーズにあわせて、さまざまな教育指導の場所が用意されています。

さまざまな学びの場がある

▶ **特別支援学級**は、障害の比較的軽い子どものために小・中学校に障害の種別ごとに置かれる少人数の学級(8人を上限とする)です。知的障害、肢体不自由、病弱・身体虚弱、弱視、難聴、言語障害、自閉症・情緒障害の学級が設置されています。

▶ 地域により設置に偏りがあるため、発達障害の子どもは、知的障害、自閉症・情緒障害学級のほか、言語障害学級などに通っていることもあります。

▶ 通常級だけでは指導が十分でない場合、**通級による指導**が利用されます。**通級による指導**とは、通常の学級に在籍する子どもが、通常の学級に在籍しながら、専門性の高い別の場所に定期的に通う指導方法です。言語障害、自閉症・情緒障害、学習障害、注意欠如多動性障害、弱視、難聴などの**通級指導教室**があります。

▶ 在籍する学校内に通級クラスがない場合は近隣の通級クラスのある学校に通うこともあります。**通級指導教室**では、学習のサポートのほか、SSTなどを行っているところもあります。地域によっては**特別支援教室**の設置もすすめられています[※1]。

※1 **特別支援教室**
通常の学級に在籍し、ほとんどの授業をそこで受けながら、別の教室で適切な学習指導及び必要な支援を受けることができるような弾力的な指導方法。東京都では、小学校全校に特別支援教室の設置がすすめられています。

就学時健康診断と就学・進学相談

子ども一人一人の教育的ニーズに応じた適切な就学先を決定するために、就学時健康診断や就学相談が行われます。

子どもの教育的ニーズにあった就学先を決める

▶ **就学時健康診断**（**就学時健診**）は、小学校に就学する直前に実施される健康診断です。自治体によっては知能検査などを行っている所もあり、発達障害の可能性が考えられる場合などは、**就学相談**をすすめられます。

▶ **就学・進学相談**は、関係者や専門家の意見を集約して、子どものニーズにあった就学先や進学先を決定するシステムです。以前までは、障害のある子どもは**特別支援学校**や**特別支援学級**に就学・進学することが一般的でしたが、現在は、障害の状態、本人の教育的ニーズ、本人・保護者の希望、医師の意見、学校や地域の状況などを踏まえて、就学・進学先を決定します[※1]。

▶ **就学・進学相談**のシステムは自治体によって違いますが、ほとんどの場合は、保護者の申し込みにより、知能検査・医学問診・行動観察などを行い、その結果に基づいて就学先を判定します。

▶ 客観的に就学先を判定するために、ほとんどの自治体に**教育支援委員会**（**就学指導委員会**）[※2]が設置されています。

[※1] **就学先の変更**
就学時に決定した学びの場は、決して固定されたものではありません。それぞれの子どもの発達、適応の状況などによって、柔軟に転学が可能です。

[※2] **教育支援委員会（就学指導委員会）**
適切な就学指導を行うため、障害の種類、程度等に応じて教育学、医学、心理学等の観点から総合的な判断を行うことができる調査・審議機関。

第4章 発達障害に対する教育と福祉

不登校への対応

残念なことに、発達障害の子どもが不登校になることが少なくないことが知られています。

いじめ、学習不振、不適応などが原因になる

▶ 発達障害の人の多くが、過去にいじめにあった経験をもつことが報告されており、いじめは、**不登校**や**ひきこもり**の原因になります。

▶ そのほか、不安が強い、友達とのトラブル、勉強についていけない、集団行動がストレス、学校行事が苦手など、発達障害の子どもが不登校になる原因はさまざまです。

▶ 音楽室の音がうるさい、運動会のピストルの音が苦手、蛍光灯で疲れる、給食の匂いで吐き気がするなど、**感覚過敏**が不登校の原因になる場合もあります。

▶ 学校に行きたがらない場合は、ストレスを軽減するためにリラックスできる時間をもたせるとともに、何が原因なのかを考え、環境を調整することが大切です。

▶ 生活のリズムを整え、参加できる場所をつくっていかなければ、**不登校**から長期のひきこもりに移行してしまうケースも少なくないので、相談できる場所を確保しておくことは、とても重要です[※1][※2]。

※1 適応指導教室
各自治体の教育委員会が適応指導教室(教育支援センター)を設置しています。教員、心理士などが学習を援助しながら、在籍校に復帰できるよう支援します。

※2 不登校の子どもの居場所
そのほか、民間のフリースクールや学習塾など放課後等児童デイサービスも活用されています。

義務教育後の進路

発達障害をもつ子どもの義務教育後の進路には、いくつかの選択肢が用意されていますが、まだまだ十分とはいえません。

公立、私立、通信制サポート校など

- 知的障害をともなう場合、多くの子どもは公立または私立の**知的障害特別支援学校**の高等部に進学します[※1]。入学にあたっては、ほとんどのところで簡単な入学試験が実施しています。**特別支援学校**の高等部では卒業後の学びの場として、農業、工業、商業、家庭、産業一般、福祉などの**専攻科**をもうけているところもあります。
- 知的障害をともなっていない場合は、公立または私立の**高等学校**、**専修学校**、**公共職業能力開発施設**、**就職**などの進路を選択します。高等学校には**全日制課程**、**定時制課程**、**通信制課程**と3つの課程があり、また、**普通科**、**専門学科**、**総合学科**と学科も大きく3つに分かれています。高等学校における**特別支援教育**もじょじょに広がっていますが十分ではありません。
- 最近では、都市部を中心に**オルタナティブスクール**(柔軟なカリキュラムをもつ教育施設)も注目されています。**通信制高校**に籍をおきながら生徒の学習支援を行う**通信制サポート高校**が代表的です。フリースクールに通いながら**高等学校卒業程度認定試験**[※2]をめざす人もいます。

※1 重度の知的障害の子の進路
児童福祉施設、障害支援施設等、更生施設、授産施設、福祉施設などに入所・通所するケースもあります。

※2 高等学校卒業程度認定試験（旧大学入学資格検定）
中退、不登校などの理由で高校を卒業できなかった人のために、高卒認定試験が用意されています。高卒者と同等の学力を認定する試験で、合格者は大学・短大・専門学校の受験資格が与えられます。

第4章　発達障害に対する教育と福祉

発達障害の就労支援

発達障害の就労支援は、発達障害者支援センターや、医療・福祉・教育の関係機関との連携のもとに実施されています。

多様な就労支援機関がある

▶ 大きく分けて、一般枠で就労する方法と、障害者枠で就労する方法があります。知的障害がある場合は**療育手帳**、知的障害がない場合は**精神保健福祉手帳**を取得して就労する人が増えています。多くの人が就労支援機関を利用しています[※1]。

▶ **ハローワーク**(**公共職業安定所**)では、職業相談・職業紹介などが行われています。最近は、窓口に発達障害に詳しいスタッフが配置されている所も、少しずつ増えています。また、本人の希望や状況に応じ、**地域障害者職業センター**や**発達障害者支援センター**などの専門機関を紹介しながら、きめ細かな就労支援を行っていく**若年コミュニケーション能力要支援者就職プログラム**も拡充されています[※2]。

▶ 都道府県にひとつ以上設置されている**地域障害者職業センター**では、職業評価、職業相談、職業準備支援、職場適応援助などの専門的なサポートが受けられます。また、**障害者就業・生活支援センター**では、就労支援だけでなく、日常生活のサポートも含めた、相談や支援を行っています。

▶ **障害者職業能力開発校**(2016年現在全国19校)の中には、発達障害の人

※1　発達障害者支援法による就労支援

発達障害者支援法では、第2章「児童の発達障害の早期発見及び発達障害者の支援のための施策」(第10条)に「就労の支援」が明記されています。

※2　若者サポートステーション (サポステ)

なかなか定職につけない若者の自立を支援する機関としては、ほかに若者サポートステーションがあり、利用者の中には発達障害の傾向を持つ人が少なくないといわれています。

を対象にした職業訓練を実施しているところもあります。また一般の公共職業能力開発施設においても発達障害を対象にした訓練コースの設置が拡がっています。

▶ 福祉サービス事業所にも、発達障害の人を対象にした**就労移行支援**(原則2年以内)や**就労継続支援**などを実施しているところがあります[※3]。**就労移行支援**は一般就労を希望する人、**就労継続支援**(**雇用型**)は就労移行支援事業所を利用したものの雇用に結びつかなかった人、特別支援学校を卒業して就職活動を行ったものの雇用に結びつかなかった人、企業就労をしていたが離職した人などが対象です。**就労継続支援**(**非雇用型**)は、企業や雇用事務所での就労経験があるが年齢や体力の面で雇用されることが難しくなった人、就労移行支援事業所を利用したものの企業や雇用事務所での雇用に結びつかなかった人などが利用できます。

就職後を支援するジョブコーチ

▶ 就職後にも受けられるサポートとして、**ジョブコーチ支援**があります。「職場でアドバイスをしてほしい」「仕事のやり方について相談にのってほしい」などのニーズにあわせて、職場に派遣されたジョブコーチがサポートを行います。ジョブコーチは**地域障害者職業センター**から派遣されているほか、助成金などを使いジョブコーチを配置している企業もあります。

※3 就労移行支援・就労継続支援の利用
対象者は、「発達障害を含む障害者で、市町村が障害者の福祉サービスの必要性等の調査を行った上で支給決定した者」となっており、発達障害の人を対象にした事業所も増えています。

教育に関する Q&A

Q 小学校の教員です。クラスに発達障害を疑われる子どもがおり、医療機関の受診をすすめていますが、親が認めていません。友達に暴力をふるったり、授業中にいきなり廊下に飛び出したり、トラブルが多く困っています。親に子どもの障害を受容してもらうには、どうしたらいいでしょうか？

A 障害があるかないか、診断を受けるか受けないかよりも大切なことは、子どもがどんなニーズをもっているのかを知ることです。発達障害の特性を知っていれば、診断のあるなしにかかわらず、子どものニーズを仮定することができます。暴力をふるったり、廊下に飛び出す背景に何があるのかを、発達障害の特性に照らし合わせて分析してみましょう。たとえば感覚の過敏があり、音楽の授業が苦手、友達の大きな声が苦痛など、その子なりの理由があることがわかれば、対処できるはずです。対処したことで子どもの行動が改善されていけば、親御さんも「診断を受けるメリットがある」とわかってくれるかもしれません。

Q 6歳の息子は自閉スペクトラム症と診断されていますが、難しい漢字もスラスラ読め、百科事典を暗記してしまう天才タイプです。けれども、先日、就学時検診で就学相談をすすめられました。知的障害はなく障害は軽いので、ふつうに小学校に入学できるものだと思っていたのでショックです。

A 就学相談は、保護者や本人の意向も重視しながら、子どものニーズにあった就学先を選ぶために実施されています。就学相談をすすめられたということは、何か気になる点がみつかったのでしょう。自閉症の子の中にはIQが高くても、感覚過敏が強い、集団行動が苦手などの理由で、より手厚い支援のある特別支援学級を選ぶ方がいいケースもあります。就学相談で、専門家のアドバイスを聴くことは無駄ではないと思います。

また、就学相談の結果には必ず従わなければならないという性質のものではないので、結果を参考にし、周囲とも相談しながら、子どもさんにあった就学先を考えてください。

Q 16歳になる息子は、勉強は得意なのですが、集団行動が苦手で、友達もいません。私立の高等学校に入学しましたが、学校の雰囲気に馴染めず、すぐに不登校になってしまいました。地元の公立高校への転校を考えていますが、本人は「同じ中学だった友達と会いたくない」と言っており、嫌がっています。私立に編入しても、また不登校になってしまうのではないかと心配で、進路について悩んでいます。

A 最近は都市部を中心に、オルタナティブスクールといわれる、さまざまなスタイルの学校が増えています。どうしても集団生活が苦痛なのであれば、全日制の高校を選ぶ必要はないのかもしれません。ひとりで学習することが苦痛でないのであれば、通信制の高校に所属し単位を取得する方法もあります。また、無理のない範囲でサポート校などに通うという方法もあります。いずれにしても本人の希望を聞きながら、本人にあった学習方法を探すとともに、できるだけリラックスして社会参加できる居場所をみつけることも大切でしょう。

Q 3歳の息子は多動がひどく、片時もじっとしていません。パニックもひどいので幼稚園や保育園に通うことは難しい状態ですが、一緒にいると少しも気が休まる時間がなく、困っています。IQが高いので、療育手帳の対象ではないと思うのですが、福祉サービスを利用することはできますか？

A 一概には言えませんが、IQだけでなく生活上の困難さにより療育手帳が交付されることもあります。また、精神障害者保健福祉手帳の交

第4章 発達障害に対する教育と福祉

教育に関するQ&A

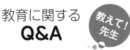

付基準に該当する場合、交付を受けることができます。自治体により対象者も使えるサービスも異なるので、まずはお住まいの福祉担当窓口にお問い合わせください。

Q 発達障害と診断されている息子は勉強が苦手。低学年のうちはよかったのですが、5年生になり学校の授業についていけていません。テストの成績も惨憺たるもので、最近は学校に行くのを嫌がるようになりました。私も働いているので勉強を教える時間がなく、塾に通わせようかと思いましたが、コミュニケーションも苦手なので一般の塾では難しそうです。

A 放課後等児童デイサービスの中には、発達障害の子どもの学習支援を行っている所もあります。まだまだ地域格差があり、そもそも事業所自体が少ない地域もありますが、都市部を中心に増えています。発達障害支援センターや地域の親の会などに相談してみてはいかがでしょうか？

Q 4年生の娘はディスレクシアがあり、学校の勉強についていけていないようです。「障害者差別解消法」が施行されたと聞きましたが（※132ページ）、通常級ではどのような合理的配慮が受けられますか？

A 文部科学省の指針では、具体例として「読み・書き等に困難のある児童生徒等のために、授業や試験でのタブレット端末等のICT機器使用を許可したり、筆記に代えて口頭試問による学習評価を行ったりすること」などがあげられています。担任と相談しながら、学習しやすい環境を整えましょう。

障害者福祉の基本的な理念

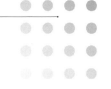

障害があっても人は幸福に生きる権利があります。そのためには、その人らしい生活を保障しなければならないというのが、障害者福祉の基本的な考え方です。

障害者福祉サービス提供の理念

▶ 福祉の理念は、「その人の人間らしい生き方、生活を保障することであり、その人の主体性を尊重すること」です。つまり、どんな困窮した状況でも、さまざまな公的サービスなどを利用することにより、日本国憲法が保障する「**国民の幸福追求の権利**」を実現することが、福祉の目的です。

▶ 福祉は、行政的な措置として、社会的弱者に一方的に提供されるものではありません。福祉は、すべての国民が権利として利用できるものです。

▶ **障害者福祉サービス**においても、サービスを提供する側が利用する人にとっての幸福とは何かを、一人一人のケースで考え、一人一人に応じたサービスのあり方を模索することが大切です（※1）。その人にとっての自立とは何か、その人らしい生活とはどのようなものかを考えることから、**障害者福祉サービス**は始まります。

※1 障害者福祉サービスの目的
障害者福祉サービスの目的は、それらのサービスを利用する人の「こんな生活を送りたい」という希望に応えて、その人らしい生き方をしてもらうことです。

障害者基本法と発達障害者支援法

発達障害の子どもや大人がその人らしく豊かな生活を送れるよう、さまざまな法律が定められています。その理念を定めたのが障害者基本法と発達障害者支援法です。

発達障害も障害者基本法の対象に

▶ **障害者基本法**は、障害のある人の法律や制度についての基本的な考え方を示すもので、障害のある人に関係する一番大切な法律です。1970年に定められて以来、改正を重ねながら福祉、雇用、教育などの各分野において、さまざまな施策・制度のベースとなってきました。

▶ **障害者基本法**にもとづき施策を総合的に進めていくために、**障害者基本計画**が定められています[※1]。

▶ 以前まで**障害者基本法**の対象は「身体障害、知的障害又は精神障害があるため、継続的に日常生活又は社会生活に相当な制限を受ける者」と定義されていましたが、2011年に改正され、**発達障害**が精神障害として、施策の対象になることが明文化されました[※2]。また、すべての国民が障害の有無にかかわらず尊重される共生社会の実現や、障害のある人が日常生活を送る上で妨げとなる社会的バリアを取り除くための**合理的配慮**を進めていくことが盛り込まれました。

▶ 同年には**障害者虐待防止法**（障害者虐待の防止、障害者の養護者に対する

※1 障害者基本計画
障害者基本法の第9条に、「政府、都道府県、市町村において障害者の状況を踏まえ基本的な計画（障害者基本計画）を策定しなければならない」と定められています。

支援等に関する法律）が成立。2013年には**障害者差別解消法**（障害を理由とする差別の解消の推進に関する法律）も成立し2016年4月1日から施行されました。
▶ **合理的配慮**とは、障害のある人一人一人のニーズを考えて、その状況に応じた変更や調整などを、お金や労力などの負担がかかりすぎない範囲で行っていくことをいいます。

支援を行っていく責務を定めた発達障害者支援法

▶ 2005年4月に、それまで既存の障害者福祉制度の谷間に置かれ対応が遅れがちであった自閉症・アスペルガー症候群、LD（学習障害）、ADHD（注意欠陥多動性障害）などの支援を充実させていくために、**発達障害者支援法**が施行されました。
▶ 発達障害の子どもの支援はもちろん、就労・地域生活といった成人期の支援まで、ライフステージに応じた支援を国・自治体・国民の責務として行っていくことが定められています。
▶ 2016年に改正され、学校において共に学ぶための配慮、個別計画の作成、いじめ防止策の推進、働く機会の確保、職場への定着支援、特性に応じた雇用管理などが盛りこまれました。

※2 障害者基本法の対象
「身体障害、知的障害、精神障害（発達障害を含む。）その他の心身の機能の障害（以下「障害」と総称する。）がある者であって、障害及び社会的障壁により継続的に日常生活又は社会生活に相当な制限を受ける状態にあるものをいう」と明記されています。

第4章 発達障害に対する教育と福祉

障害者差別解消法と合理的配慮

すべての人が障害の有無によって分け隔てられることなく、個性を尊重し合いながら共生する社会の実現を目指し、障害者差別解消法が定められました。

合理的配慮を行わないことも差別に該当

▶ 障害者差別解消法では、①国の行政機関や地方公共団体等及び民間事業者による「障害を理由とする差別」を禁止すること[※1]。②差別を解消するための取組について政府全体の方針を示す「基本方針」を作成すること。③行政機関等ごと、分野ごとに障害を理由とする差別の具体的内容等を示す「対応要領」・「対応指針」を作成すること。また、相談及び紛争の防止等のための体制の整備、啓発活動等の障害を理由とする差別を解消するための支援措置について定めています。

▶ これを受けて、政府や行政機関による対応指針の策定がスタートしました。たとえば、文部科学省は、2015年11月に「文部科学省所管事業分野における障害を理由とする差別の解消の推進に関する対応指針」を公開しました。**合理的配慮**の具体的な事例として、「人前での発表が困難な児童生徒等に対し、代替措置としてレポートを課したり、発表を録画したもので学習評価を行ったりすること」、「理工系の実験、地質調査のフィールドワークなどでグループワークができない学生等や、実験の手順や試薬

※1 差別と合理的配慮
障害を理由として、正当な理由なくサービスの提供を拒否したり、制限したり、条件を付けたりするような行為だけでなく、合理的配慮を行わないことも差別に該当すると明記されました。

を混同するなど、作業が危険な学生等に対し、個別の実験時間や実習課題を設定したり、個別のティーチング・アシスタント等を付けたりすること」などがあげられています。

発達障害の支援には合理的配慮が重要

▶ 発達障害の人たちが社会で生活をしていくためには、この合理的配慮の考え方がとても大切だと考えられています[※2]。学校では、既に、読み書きに困難がある人のために試験の時間を長くしたり、タブレットなどの支援機器の利用を許可したり、さまざまな工夫が始まっています。

▶ 職場でも、マニュアルなどにルビをふったり、作業を視覚的に示した手順書を作成したり、落ち着いて作業ができるようパーテーションで区切るなど、できることから環境を整えていくことが求められています。

[※2] 発達障害の人への合理的配慮
発達障害の支援では、本人にわかりやすい方法で情報提供を行ったり、生活上の困難をとりのぞいたり、環境を整えること(環境調整)が重要視されてきました。この考え方が合理的配慮だといえるでしょう。

障害者総合支援法と障害者福祉サービス

障害者総合支援法により、発達障害の人も、さまざまな福祉サービスを利用することができます。

具体的な施策を定めた障害者総合支援法

▶ 2013年に障害者自立支援法に代わって、障害者総合支援法（障害者の日常生活及び社会生活を総合的に支援するための法律）が施行されました。身体障害者、知的障害者、精神障害者、一定の難病患者などが対象になっており、発達障害も精神障害者として障害者福祉サービスを利用することができます。

▶ サービス利用を希望する障害者または障害児（18歳未満）の保護者は、居住する市区町村に申請します。認定調査員が障害支援区分認定[※1]の調査を実施し、認定調査項目（80項目）と医師意見書（24項目）から一次判定を行い、次に一次判定を元に市町村審査会で協議し、障害支援区分を認定します。

▶ 市区町村は、特定相談支援事業所で作成したサービス等利用計画案[※2]を元に利用できるサービスの種類や量を決定し、受給者証を交付します。受給者証を受けることで、福祉サービスを利用することができます。

※1 **障害支援区分認定**
障害福祉サービスの必要性を明らかにするため、障害者の状態を総合的にあらわす区分であり、心身の状況、社会活動や介護者・居住等の状況、サービスの利用意向などを把握した上で、行われます。

※2 **サービス等利用計画案**
総合支援法や児童福祉法のサービスを利用する際には、サービスをより計画的に利用し、生活の質をさらに向上させるためにサービス等利用計画案を作成することが、法律で決められています。

主な国の障害福祉サービス

【重度訪問介護】
自宅での入浴、排せつ、食事、外出時における移動支援などを総合的に行います。

【行動援護】
行動上著しい困難を有する方に、危険を回避するために必要な支援や外出支援を行います。

【短期入所】
自宅での介護が一時的に困難な場合に、短期間、夜間も含め施設等で入浴、排せつ、食事の介護等を行います。

【生活介護】
常に介護を必要とする方に、昼間の日常生活上の支援と、創作的活動や生産的活動の機会の提供等を行います。

【施設入所支援】
施設に入所することで、生活全般にわたる支援を行います。

【自立訓練（生活訓練）】
自立した生活が営めるよう、必要な訓練＆支援等を行います。

【就労移行支援】
一般就労が見込まれる方に、必要な訓練等を行います。

【就労継続支援】
一般就労が困難な方に、就労の機会を提供し、必要な訓練等を行います。Ａ型（雇用型）とＢ型があります。

【共同生活援助（グループホーム）】
共同生活を営む住居で、日常生活上の援助を行います。

【地域移行支援】
入所施設や精神科病院等からの退所・退院にあたって支援を要する方に、地域での生活に向けて支援を行います。

【地域定着支援】
入所施設や精神科病院から退所・退院した方、家族との同居から一人暮らしに移行した方などに、地域生活を継続していくための支援を行います。

第4章 発達障害に対する教育と福祉

児童福祉法の障害児サービス

支援が必要と判断された18歳以下の発達障害の児童は、児童福祉法に定められた障害児サービスを利用することができます。

相談支援、通所支援、入所支援が利用できる

▶ **児童福祉法**により、18歳未満の発達障害の児童は、必要に応じて障害児サービスを利用することができます[※1]。障害児サービスは、大きく分けて**相談支援**、**通所支援**、**入所支援**があります。

▶ **相談支援**は、障害児やその保護者の相談に応じ、情報提供を行うほか、**通所支援**の**給付決定**[※2]や**支援利用計画**の作成、関係者との連絡調整などを行います。

▶ **通所支援**としては、未就学児を対象とした**児童発達支援**と、就学しながら通う**放課後等デイサービス**などを利用することができます。**児童発達支援**では、**児童発達支援センター**などに通い療育を受けたり、幼稚園や保育園の代わりにほぼ毎日通うケースもあります。**放課後等デイサービス**は、放課後や夏休みなどの長期休暇の間に通う療育機能・居場所機能を備えたサービスですが、学習支援や運動指導、音楽教室など、特色のある施設も増えています。

※1 児童福祉法の障害児の定義

2010年より児童福祉法の障害児の定義に「精神に障害のある児童(発達障害者支援法第2条第2項に規定する発達障害児を含む。)」が追記され、発達障害児についても障害児支援の対象として位置づけられました。

※2 給付決定

利用を希望する場合は、居住する市区町村に申請します。利用の可否については、市区町村が調査して判断し、決定すると「通所受給者証」が発行されます。

知的障害療育手帳と精神保健福祉手帳

障害のある人が、福祉サービスを利用するときに必要な手帳です。公共交通機関の割引や税控除など、いろいろな支援サービスが受けやすくなります。

手帳により各種サービスが受けられる

- 18歳未満であれば児童相談所、18歳以上であれば福祉センターなどの判定に基づき、都道府県知事（あるいは政令指定都市市長など）によって**知的障害療育手帳**が交付されます。自治体によって名称[※1]や基準が異なりますが、概ねIQ70以下から対象になり、IQや生活状況などから**等級区分**[※2]が認定されます。
- 手帳の交付により、特別児童扶養手当、障害児福祉手当、障害基礎年金、特別障害者手当、交通費の減免、税制上の優遇などを受けることができますが、各自治体によって異なり、等級区分によっても利用できるサービスが違います。
- 最近は、療育手帳の対象に該当しない発達障害の人が、**精神障害者保健福祉手帳**を取得するケースが増えています。精神障害の状態にあることを証明するもので、本人の申請に基づいて交付されます。障害の程度により1級から3級に分けられており、手帳を取得することで各種のサービスを受けることができます。

※1 療育手帳の名称
東京都は「愛の手帳」、埼玉県は「緑の手帳」、名古屋は「愛護手帳」など、地域により名称が異なります。

※2 療育手帳の区分
知能測定値・社会性・意志疎通・身体的健康・日常の基本的生活などを年齢に応じて判定し、1度から4度に分けられています。

福祉サービスに関する Q&A

Q 発達障害と診断されている28歳の男性です。得意なことを活かしたいと資格をとり、働いていましたが、ミスが多い、顧客とコミュニケーションがとれないなどの理由で、上司から叱責されることが多く、うつ病となり退職しました。今から思えば、自分にはむいていない仕事だったと思います。そろそろ仕事を探したいと思っていますが、同じ失敗を繰り返さないためには、どんなことに気を付けたらいいでしょう？

A 自分にむいている仕事（職業適性）を知ることは大切です。好きなこと、興味があること、得意なことが、必ずしも適しているとは限りません。長く続けられる仕事をみつけるためには、就労支援機関などを利用し、アセスメントを受けてみることをおすすめします。処理速度、精確さ、器用さなどの評価から、客観的にむいている仕事を検討することができます。

Q 発達障害と診断されている24歳の息子は大学を出て就職しましたが、すぐに辞めてしまい、昼夜逆転の生活を送っています。起きている時はほとんどパソコンにむかっており、「仕事を探したら」と促しても、「今はやる気がでない」などと言うばかり。このままでは、ひきこもりになってしまうのではないかと心配です。

A 本人が相談できる場所とつながることも大切ですが、もし難しければ、まずは、ご家族の方だけでもできるだけ早く、発達障害支援センター、家族会、支援団体などに相談する方がよいでしょう。「早く仕事をしてほしい」というご家族の焦りや不安は、多くの場合、本人にプレッシャーとなり、悪循環を招きます。家族会や支援団体などで同じ体験をもつ人の話を聞くことは参考になるだけでなく、今後の見通しを立てるために役立ちます。

Q 仕事が続かず転職をくりかえしている32歳の男性です。最近はうつ気味で自信がなく、この先やっていけるのか不安でたまりません。先日、相談に行ったハローワークで発達障害の可能性を指摘されました。ネットで調べ、発達障害の当事者が書かれた本を読み、自分も発達障害だと確信しました。診断を受けるか否か迷っているのですが、診断を受けるメリットはなんですか？

A 発達障害と診断されれば、就労支援のサービスを受けることも可能です。まずは、都道府県に設置されている発達障害者支援センターや、保健所、当事者会などに相談されるとよいでしょう。大人になった発達障害を診てくれる医療機関は少なく、予約がとれないことが多いのが現状ですが、医療機関などの情報を教えてくれるはずです。そのうえで、障害者就労を希望されるのならあらためて就労支援機関に相談するとよいでしょう。

Q アスペルガー症候群の23歳の娘は、昨年、大学を卒業しましたが就労することができず、1年間、自宅にひきこもっています。不器用で作業も遅く、人と話すのも苦手なため、アルバイトの面接も落ちてばかりで、この先のめどが立ちません。主治医から、精神障害者保健福祉手帳を取得し障害者就労という選択肢があることを聞きましたが、本人は「障害者のレッテルをはられるのは嫌だ」と言っており、どうしたらいいのか途方にくれています。

A 地元に当事者会があれば、すすめてみてはいかがでしょう？ 娘さんは手帳の取得に抵抗があるようですが、それは「障害者」という言葉に先入観をもっているからだと思います。実際に手帳を取得し活用している人たちの体験談を聞くことで、悪いイメージが払しょくされるかもしれません。福祉サービスは、自分の生活を楽しく豊かにするために利用できる権利なのです。

●索引

【欧字】

A
- ABA ……… 90, 93
- ADHD ……… 10, 22, 23, 25, 28, 30, 33, 34, 35, 36, 37, 38, 45, 46, 47, 50, 51, 53, 58, 62, 63, 65, 73, 77, 78, 80, 85, 91, 94, 95, 113, 115, 118, 119, 131
- ADHD 治療薬 ……… 106, 107, 113
- Adult ADHD Self Report Scale (ASRS) ……… 73
- ASD ……… 12, 46, 72

D
- DSM-5 ……… 12, 14, 16, 17, 18, 19, 20, 21, 22, 24, 26, 27, 31, 32, 36, 41, 44, 46, 52, 53, 63

I
- ICD-10 ……… 10, 12, 13, 14, 16, 17, 18, 19, 20, 22, 24, 27, 30, 31, 39, 41, 44, 51, 52, 53, 63
- IQ ……… 13, 26, 27, 66, 68, 69, 75, 84, 126, 127, 137

K
- K-ABC ……… 66, 70

L
- LD ……… 10, 24, 25, 37, 38, 63, 65, 71, 73, 102, 118, 119, 131

M
- MR ……… 26

O
- OT ……… 101

P
- PDD ……… 13
- PMS ……… 57
- PTSD ……… 40

Q	QOL	15, 65, 88, 90
S	SSRI	109, 114, 115
	SST	90, 95, 120
	ST	100
T	TEACCH	96
V	Vineland-Ⅱ	27, 66, 67
W	WAIS	66, 68
	WISC-Ⅳ	26, 68, 75

【かな】

あ	愛の手帳	137
	アスペルガー症候群	10, 11, 13, 14, 15, 17, 20, 21, 38, 49, 53, 54, 58, 60, 74, 84, 105, 109, 118, 131, 139
	アセスメント	63, 64, 65, 66, 69, 70, 71, 72, 73, 84, 90, 96, 97, 99, 100, 138
	アセスメントツール	64, 66, 67, 72, 73
	アルコール依存症	55
	アレビアチン	112
い	依存症	36, 42, 55
う	ウェクスラー式知能検査	66, 68
	うつ病	36, 39, 44, 45, 53, 104, 105, 109, 114, 138

●索引

え	エクセグラン	112
	エビリファイ	107, 108
	塩酸メチルフェニデート	113
お	応用行動分析	90, 93
	オーバードーズ	116
	オキシトシン	116
	オプトメトリスト	102
	親面接式自閉スペクトラム症評定尺度	72
	オルタナティブスクール	123, 127
か	学習障害	10, 11, 16, 24, 28, 31, 33, 86, 120, 131
	重ね着症候群	37
	過食	46, 86
	学校教育法	118
	感覚過敏（鈍麻）	82
	感覚統合療法	81, 90, 97, 101
	かん黙症	56
き	吃音	16, 19, 31
	気分障害	36, 44, 52, 59, 60, 92
	気分調整薬	106
	給付決定	136
	強迫性障害	28, 36, 37, 42, 58, 109
	拒食	46, 86
く	クールダウン	34

け	継次処理 ……………………… 70
	月経前症候群 …………………… 57
	限局性学習症 …………………… 16, 24
	言語症 …………………………… 16, 19, 31
	言語障害 ………………………… 16, 31, 86, 120
	言語聴覚士 ……………………… 31, 91, 100

こ	広域特別支援連携協議会 ……… 118, 119
	行為障害 ………………………… 17, 18, 35, 51
	抗うつ薬 ………………………… 39, 41, 104, 106, 107, 109, 114
	構音障害 ………………………… 16, 31
	高機能自閉症 …………………… 12, 13, 15, 119
	抗精神病薬 ……………………… 106, 108
	抗てんかん薬 …………………… 54, 106, 107, 110, 112
	高等学校卒業程度認定試験 …… 123
	行動療法 ………………………… 29, 39, 46, 53, 85, 89, 90, 92, 94, 95, 115
	広汎性発達障害 ………………… 10, 12, 13, 14, 15, 17, 20, 21, 36, 63, 79
	抗不安薬 ………………………… 39, 41, 106, 107, 111
	合理的配慮 ……………………… 128, 130, 131, 132, 133
	心の理論 ………………………… 76, 78
	個人内差 ………………………… 71
	個別の教育指導計画 …………… 71
	コンサータ ……………………… 23, 107, 113, 115
	コンスタン ……………………… 107, 111

さ	サービス等利用計画 …………… 134
	サインバルタ …………………… 109
	作業記憶 ………………………… 77
	作業療法士 ……………………… 91, 97, 101

● 索引

し

ジェイゾロフト	107, 109
視覚機能	102
自己肯定感	38
自己評価	28, 38, 44
自傷行為	43, 45, 88
実行機能	78, 85
児童福祉法	134, 136
ジプレキサ	107, 108
自閉症	10, 12, 13, 14, 15, 17, 20, 21, 25, 26, 28, 30, 31, 35, 37, 40, 42, 43, 47, 53, 54, 60, 62, 63, 65, 71, 72, 75, 76, 78, 79, 81, 82, 84, 85, 86, 94, 95, 96, 104, 111, 112, 115, 116, 119, 120, 126, 131
自閉症スペクトラム診断基準	15, 20
自閉スペクトラム症	12, 13, 14, 17, 20, 21, 32, 33, 35, 36, 40, 49, 54, 126
社会的コミュニケーション症	16, 31, 32
社会福祉士	103
就労移行支援	125, 135
就労継続支援	125, 135
障害支援区分認定	134
障害者基本計画	130
障害者基本法	130
障害者差別解消法	128, 131, 132
障害者職業能力開発校	125
障害者総合支援法	98, 134
常同行動	12, 81, 85
小児うつ病	36
触覚過敏	82, 83
ジョブコーチ	125
自律神経	48, 57, 60, 111

し	シングルフォーカス	79
	神経症性障害	36
	神経内科	62
	身体表現性障害	48, 57
	心理職	72, 91, 99, 100
す	睡眠薬	55, 106, 107
	スクリーニング	72
	スクールカウンセラー	99
	スクールソーシャルワーカー	103
	ストラテラ	23, 107, 113, 115
	スペクトラム	12, 20
せ	生活年齢	69
	精神科	37, 49, 59, 62, 89, 96, 99, 135
	精神遅滞	16, 17, 26
	精神年齢	69
	精神保健福祉士	103
	摂食障害	19, 37, 42, 46, 58, 109
	セルシン	107, 111
	セロクエル	107, 108
	セロトニン	43, 45, 109, 114
	セロトニン症候群	114
そ	双極性障害	44, 45, 110
	操作的診断基準	12, 16, 25
	ソーシャルスキルトレーニング	90, 95
	ソーシャルワーカー	103
	素行障害	17
	粗大運動	30

●索引

た
ダウン症候群	26
多動性障害	10, 11, 17, 22, 23, 120, 131
田中ビネー	26, 66, 69, 75

ち
地域障害者職業センター	124, 125
チック障害	17, 18, 19, 28
知的障害	10, 11, 13, 20, 25, 26, 27, 31, 32, 43, 54, 68, 75, 85, 86, 88, 91, 107, 111, 112, 118, 119, 120, 123, 124, 126, 130, 134, 137
知的障害療育手帳	137
知的能力障害	16, 26
知能指数	13, 26, 27, 66, 68, 69, 75
注意欠如多動症	22
注意欠如多動性障害	10, 11, 120
中枢神経刺激薬	106
中枢性統合	79, 84
聴覚過敏	82, 84

つ
通級による指導	95, 118, 120
通信制サポート校	123

て
ディスレクシア	25, 73, 128
適応行動	27, 65, 66, 67, 97
適応行動尺度	27, 66, 67
適応障害	41, 59
テグレトール	107, 110, 112
デパケン	107, 110, 112
デパス	107, 111
てんかん	10, 16, 43, 54, 106, 107, 110, 111, 112
てんかん発作	43, 54, 107, 111, 112

と	等級区分	137
	統合失調症	37, 49, 52, 108
	同時処理	70
	トゥレット症候群	28, 29, 35, 37
	トータルビジョン	102
	特別支援学級	31, 86, 100, 118, 119, 120, 121, 126
	特別支援学校	91, 100, 101, 118, 119, 120, 121, 123, 125
	特別支援教育	65, 89, 118, 119, 123
	特別支援教育コーディネーター	118
	特別支援教室	95, 118, 120
に	二次障害	23, 36, 37, 49, 56, 58, 60, 88, 89, 90, 109
	乳幼児健康診査	91
	認知・行動療法	90, 92
は	パーソナリティ障害	37, 50, 51, 52, 53
	パキシル	107, 109
	発達障害	10, 11, 12, 13, 14, 15, 16, 17, 20, 21, 22, 24, 25, 28, 30, 31, 33, 34, 35, 36, 37, 38, 39, 41, 42, 46, 49, 53, 55, 56, 57, 59, 62, 63, 64, 65, 66, 68, 69, 71, 72, 77, 78, 79, 82, 88, 89, 90, 91, 92, 93, 94, 97, 98, 99, 100, 101, 103, 104, 106, 107, 109, 110, 112, 114, 116, 119, 120, 121, 122, 123, 124, 125, 126, 128, 130, 131, 132, 133, 134, 136, 137, 138, 139

●索引

は
- 発達障害支援センター……………128, 138
- 発達障害者支援法…………10, 16, 34, 62, 88, 89, 124, 130, 131, 136
- 発達性協調運動症障害……………30
- ハローワーク……………124, 139
- 反抗挑戦性障害……………17, 18, 50, 51

ひ
- ピアサポート……………55, 98
- ひきこもり……………36, 41, 44, 56, 57, 89, 122, 138
- 微細運動……………30

ふ
- 不安障害……………18, 36, 39, 53, 58
- フェノバール……………112
- 不登校……………36, 41, 44, 57, 59, 60, 82, 86, 92, 103, 119, 122, 123, 127
- 不眠症……………47

へ
- ペアレントトレーニング……………50, 94
- ベンゾジアゼピン系……………111

ほ
- 放課後等デイサービス……………136
- 報酬系……………80, 85
- ボーダーライン……………53

み
- ミラーニューロン……………76

や
- 薬物依存……………53, 55, 116
- 薬物療法……………23, 29, 39, 41, 43, 53, 55, 80, 89, 106, 107, 115

り	リーマス ………………………	107, 110
	リストカット ………………………	43, 45, 58
	リスパダール ………………………	107, 108
	療育 ………………………	27, 31, 34, 74, 77, 88, 89, 90, 91, 92, 93, 95, 96, 97, 99, 100, 104, 115, 136
	療育手帳 ………………………	10, 27, 65, 124, 127, 137
	臨床心理士 ………………………	99
る	ルボックス ………………………	107, 109
れ	レキソタン ………………………	107, 111
ろ	ロナセン ………………………	107, 108
わ	ワーキングメモリ ………………………	68, 75, 77, 78, 84, 105
	若者サポートステーション ………	124

149

【監修者紹介】**市川 宏伸**（いちかわ ひろのぶ）
児童精神科医師／日本発達障害ネットワーク理事長
元日本児童青年精神医学会理事長、国立発達障害情報・支援センター顧問、日本自閉症スペクトラム学会会長、日本自閉症協会会長、埼玉県発達障害総合支援センター所長。
主な編著書に『図解 よくわかる大人のアスペルガー症候群 発達障害をつなぐ心を考える』共編（ナツメ社）、『発達障害 早めの気づきとその対応』共編（中外医学社）など多数。

発達障害 キーワード＆キーポイント

2016年7月31日 初版第1刷発行　　　　　　　　　　　［検印省略］
2022年3月10日 初版第5刷発行

監修者	市川 宏伸
発行者	金子 紀子
発行所	株式会社 金子書房

〒112-0012 東京都文京区大塚3-3-7
TEL. 03-3941-0111(代)
FAX. 03-3941-0163
振替 00180-9-103376
URL. https://www.kanekoshobo.co.jp

印刷／藤原印刷株式会社　製本／一色製本株式会社
ライティング／尾崎ミオ（TIGRE）
編集協力／鈴木恵子（TIGRE）
装丁・デザイン／シー・オーツーデザイン

Ⓒ Hironobu Ichikawa., 2016
ISBN 978-4-7608-2403-8　C3011　Printed in Japan